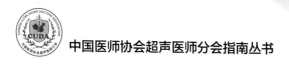

中国医师协会超声医师分会指南丛书

中国肌骨超声检查指南

中国医师协会超声医师分会　编著

U0390922

人民卫生出版社

图书在版编目（CIP）数据

中国肌骨超声检查指南 /中国医师协会超声医师分会编著.
—北京：人民卫生出版社，2017
ISBN 978-7-117-24237-0

Ⅰ. ①中…　Ⅱ. ①中…　Ⅲ. ①肌肉骨骼系统 – 超声波诊断 –
指南　Ⅳ. ①R680.4–62

中国版本图书馆 CIP 数据核字（2017）第 042920 号

人卫智网	www.ipmph.com	医学教育、学术、考试、健康，
		购书智慧智能综合服务平台
人卫官网	www.pmph.com	人卫官方资讯发布平台

中国肌骨超声检查指南

编　　著：中国医师协会超声医师分会
出版发行：人民卫生出版社（中继线 010-59780011）
地　　址：北京市朝阳区潘家园南里 19 号
邮　　编：100021
E - mail：pmph @ pmph.com
购书热线：010-59787592　010-59787584　010-65264830
印　　刷：北京盛通印刷股份有限公司
经　　销：新华书店
开　　本：889×1194　1/32　印张：5.5
字　　数：142 千字
版　　次：2017 年 4 月第 1 版　2025 年 4 月第 1 版第13次印刷
标准书号：ISBN 978-7-117-24237-0/R · 24238
定　　价：38.00 元

打击盗版举报电话：010-59787491　E-mail：WQ @ pmph.com
（凡属印装质量问题请与本社市场营销中心联系退换）

《中国肌骨超声检查指南》编写委员会

组　长

　　朱家安　北京大学人民医院

副组长

　　陈　涛　北京积水潭医院

　　邱　逦　四川大学华西医院

编　者（按姓氏汉语拼音排序）

　　崔立刚　北京大学第三医院

　　陈　涛　北京积水潭医院

　　陈　征　北京大学人民医院

　　陈定章　第四军医大学西京医院

　　傅先水　解放军 304 医院

　　郭瑞君　首都医科大学附属北京朝阳医院

　　卢　漫　四川省肿瘤医院

　　邱　逦　四川大学华西医院

　　单　永　安徽医科大学第二附属医院

　　王月香　解放军总医院

　　肖　萤　中南大学湘雅医院

　　张华斌　北京清华长庚医院

　　郑元义　上海市第六人民医院

　　朱家安　北京大学人民医院

　　朱　强　首都医科大学附属北京同仁医院

秘　书

　　陈　征　北京大学人民医院

3

内容提要

　　本指南由中国医师协会超声医师分会组织众多国内一流肌骨超声专家参与编写,包括概述、肩关节超声检查、肘关节超声检查、腕关节及手关节超声检查、髋关节超声检查、膝关节超声检查、足踝关节超声检查、周围神经超声检查、皮肤超声检查、肌骨介入性超声等十三章内容。指南对相关部位超声检查的目的、适应证、检查内容、仪器和详细的检查方法以及超声的局限性等进行了详细的说明。重点声像图均附有体表探头位置图和素描示意图,本书科学实用、可操作性强,非常适合从事肌骨超声工作的医师阅读参考,也适合相关专业的医师阅读,是指导超声医师临床工作的规范性指导用书。

前　言

　　中国医师协会超声医师分会自 2007 年成立以来，认真贯彻"监督、管理、自律、维权、服务、协调"的宗旨，积极推进超声规范化工作，前后出版了《血管和浅表器官超声检查指南》(2011 年)《产前超声和超声造影检查指南》(2013 年 3 月)《腹部超声检查指南》(2013 年 8 月)《介入性超声检查指南》(2014 年 4 月)、《超声心动图检查指南》(2016 年 1 月)，为规范超声医师的诊疗行为起到积极的作用。

　　随着技术的进步，近些年来肌骨超声发展迅速，引起了临床广泛重视，为了加强肌骨超声诊断的规范化、提高诊疗水平，在中国医师协会超声医师分会 2011 年出版的《血管和浅表器官超声检查指南》中，将肌肉骨骼超声作为一个章节列于其中。超声医学不断发展，指南丛书也需要进一步完善和充实，应广大超声医师要求，中国医师协会超声医师分会于 2016 年 1 月组织了《中国肌骨超声检查指南》编写委员会，并于 2016 年 1 月 10 日在成都正式启动《中国肌骨超声检查指南》的编写。编写委员会由 17 位肌骨超声界的知名专家组成，朱家安教授担任组长。

　　在编写《中国肌骨超声检查指南》的过程中，编写委员会做了大量细致的工作，广泛征求意见，结合国内外相关指南和文献，在前一版的基础上，根据我国的肌骨超声检查现状，通过电子邮件、微信和视频会议多次交流沟通，对指南做了反复的讨论和修改，并增补大量实用内容，形成了指南的初稿，在 2016 年 10 月召开了《中国肌骨超声检查指南》修订研讨会，由超声分会领导班子及编写委员会对初稿进行了讨论定稿，并提出修改意见，会后编写委员会根据专家提出的意见及相关专家的建议，再次进行了修改。

历经一年多时间，《中国肌骨超声检查指南》终于面世，这是中国医师协会超声医师分会在推动中国超声事业发展过程中的又一贡献，相信本指南的推出一定会为广大超声医师规范肌骨超声检查、提高诊疗水平做出贡献。在此，我代表中国医师协会超声医师分会向以朱家安教授为组长的编写委员会表示感谢，同时也向积极支持指南编写的超声界专家、前辈及各位同仁表示衷心的感谢。

由于时间仓促，书中难免存在问题或某些表述有不同观点，欢迎广大超声医师提出宝贵意见，以便于今后再版或修订。

中国医师协会超声医师分会

何　文　唐　杰

2017 年 2 月

目　　录

第一章　概　　述

随着超声工程学的进展和探测技术的进步,近些年来肌骨超声发展迅速,在临床中应用的广度和深度不断扩大。相对于常规超声,肌骨超声的重点主要针对疼痛和功能障碍问题,而且需要掌握系统的超声应用解剖学知识。

一、应用范围和适应证

肌骨超声的涵盖范围很广,可用于评价皮肤、筋膜、肌肉、肌腱、韧带和周围神经等软组织,以及关节和部分骨骼的病变。肌骨超声没有绝对禁忌证,可广泛应用于创伤骨科、运动医学、疼痛科、康复科和风湿免疫科等。

二、检　查　目　的

肌骨超声检查的主要目的是评价患者的疼痛和功能障碍、神经损伤的类型、免疫性病变的活动性、软组织肿块和小儿骨关节异常等。针对不同的检查对象,可能具有相对明确的检查目的。除新生儿髋关节发育不良的超声评估外,不建议将肌骨超声作为临床常规筛查工具。

三、仪 器 设 备

根据检查部位的不同,探头使用频率一般在 3~18MHz 之间,最好具有梯形拓宽成像功能。肌骨超声检查肌腱、神经时,在满足探测深度的情况下,尽可能使用较高频率的线阵探头。检查皮肤时,建议有条件者使用超高频的超声生物显微镜。同时,仪器应具有较高灵敏的血流显示能力,推荐首选能量多普勒超声观察目标区域的血流情况。

四、检 查 技 术

检查者应熟悉肌骨系统的解剖,掌握超声应用解剖学知识,同时了解患者的症状和体征,对于观察目标以及目标周围的结构依序检查。

推荐病变的双侧对比检查,即患侧与健侧的比较,这有益于异常声像图的识别以及异常声像图与患者症状或体征关系的判断。推荐首先检查无症状侧或者症状比较轻的一侧关节。

观察关节周围的肌腱或韧带时,应注意动态检查,即在关节主动或被动运动时,观察声像图的变化情况。由于病变的位置和特殊性,有些病变只能在运动状态下才能显示。有时,还需结合探头加压试验或改变体位等方法,观察病变的可压缩性以及是否存在肌疝等病变。

五、比 较 影 像 学

肌骨超声固然有良好显示细微病变的能力以及动态检查等优势,不依赖造影直接显示病变的血流等特点,但是对于较大的关节,如髋关节内的结构,膝关节的前交叉韧带、半月板和骨骼等,均有一定的局限性。骨皮质没有破坏时,也难以观察骨骼内病变。病变的整体观也不如 MRI。超声检查结果受到操作者影响也较为明显。

六、存储图像和报告单要求

应对病变的二维和彩色血流图等常规存储,包括动态图像。必要时,也应存储健侧的对比图像。图像存储时,应标注图像的方位。

检查报告包括常规基本信息、声像图表现和超声诊断意见三部分。声像图描述应包括灰阶和彩色超声表现、病变与周围组织结构的关系、肌腱或肌肉等动态变化特征等,必要时描述双侧对比检查结果。对于关节超声检查,应包括是否积液,滑膜厚度和血流、软骨、骨皮质和周围肌腱、韧带等声像图描述。针对不同受检者的检查目的,可能会各有侧重。

检查结论部分可明确提示肌腱、肌肉或神经的撕裂、损伤的类型等。但是对于超声检查受限或者显示不完全的结构,例如半月板,不应出现未见异常的诊断。对于风湿免疫性病变,超声可直接提示活动性炎的分级。

七、伪　　像

肌骨超声检查时,除了常规超声存在的旁瓣、混响以及部分容积效应等,最主要的伪像是各向异性伪像(图 1-1)。各向异性伪像是指声束与肌腱、神经等观察目标不垂直时产生的回声缺失现象,一般需要调整探头或改变体位等方法克服。

八、新　技　术

超声造影、三维超声和弹性成像技术等目前主要用于科研需求。尤其是弹性成像,发展很快,但是可靠性和重复性等仍需深入的临床研究。

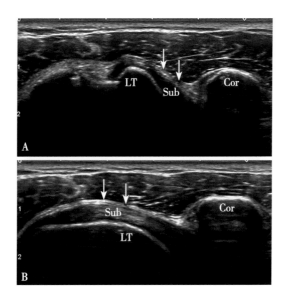

图 1-1 肌腱的各向异性伪像

A.肩关节内旋位时,肩胛下肌腱与声束不垂直,呈
低回声;B.肩关节外旋位时,伪像得到明显改善。
Sub:肩胛下肌腱;Cor:喙突;LT:小结节

第二章　肩关节超声检查

一、检 查 目 的

　　对肩关节的病变做定位、定性诊断,对肩袖活动度的超声评估以及手术、康复治疗后的随访评价等。

二、适 应 证

1. 肩关节疼痛。
2. 肩关节运动功能障碍。
3. 肩关节外伤。
4. 免疫或代谢性病变所致的肩关节病变。
5. 肩部周围软组织其他病变,如占位性病变等。

三、检 查 内 容

　　肩关节超声检查主要包括肩袖结构和非肩袖结构等。肩袖结构包括冈上肌腱、肩胛下肌腱、冈下肌腱和小圆肌腱等。非肩袖结构主要包括肱二头肌长头肌腱、肩部韧带、盂肱关节、肩锁关节、滑囊和盂唇等。检查时根据患者的症状和临床需要,选择合适的探测目标。

四、仪　　器

采用高分辨率线阵探头。根据患者的体形和目标的深度等,调整或变换探头频率。一般用 7~10MHz,检查盂唇等深部结构,体形肥胖、肌肉发达者可适当降低频率,如 5~7MHz。

五、体　　位

一般推荐的体位是患者面向检查者,坐在可以调节高度的旋转椅上。部分患者如脑梗死或其他原因无法坐立者,可卧位检查。检查者可先面向患者,先从前面和内侧面开始,通过旋转座椅再依次检查外侧和背部。坐立位可以使受检者更易使肘关节屈曲至合适的角度,并使背部保持垂直和松弛状态。不同切面的具体体位在下面详述。

六、检查方法及声像图

肩关节超声检查,尤其是肩袖的超声检查,特别推荐首先检查肱二头肌长头肌腱,该肌腱的近段位于肱骨头的结节间沟内,声像图易于识别。同时,解剖学上,通过该肌腱可较容易区分其内侧的肩胛下肌腱和外侧的冈上肌腱。观察肱二头肌长头肌腱和腱鞘后,建议按照下面的结构依序检查。

1. 肱二头肌长头肌腱　受检者坐于检查者对面,肘关节屈曲 90°,手掌面向上。探头置于肱骨大结节和小结节之间做横切面(图 2-1A),显示肱横韧带长轴及位于结节间沟的肱二头肌长头肌腱(图 2-1B)。可由检查者左手握住受检者腕部并轻轻调整其角度,使结节间沟调整至正前位。探头上下位移可显示不同水平位置的二头肌腱短轴。

在生理状态下肱二头肌长头腱的腱鞘内可显示少量滑液,一般位于内侧即肱骨小结节一侧(图 2-2,左图)。病理情

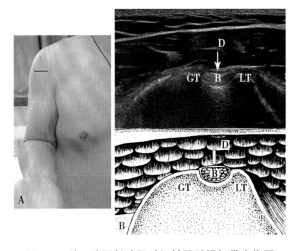

图 2-1　肱二头肌长头肌腱短轴及肱横韧带声像图

GT：大结节；LT：小结节；B：肱二头肌长头腱；D：三角肌；箭：肱横韧带

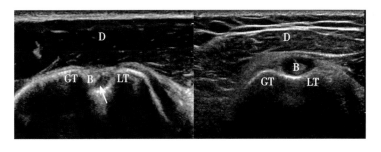

图 2-2　肱二头肌长头肌腱腱鞘内液体

GT：大结节；LT：小结节；B：肱二头肌长头腱；D：三角肌；箭：内侧少量滑液

况下腱鞘积液，液体通常包围肌腱周围（图 2-2，右图）。

　　上述体位下，探头旋转 90°（图 2-3A），显示肱二头肌长头腱的长轴（图 2-3B），检查时应追踪至肌腱和肌腹连接处（图 2-3C）。

　　2. 肩胛下肌腱　屈肘 90°，肘部紧贴外胸壁，肩关节外旋位，探头置于肱骨小结节内侧横切（图 2-4A），显示肩胛下肌腱的长轴，最外侧止于小结节（图 2-4B）。探头上、下平移直至肌

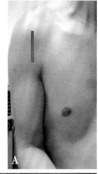

图2-3　肱二头肌长头腱长轴声像图

D:三角肌;HH:肱骨头;LHB:长头腱;T:肌腱部分;M:肌腹部分;箭:肌肉-肌腱连接处

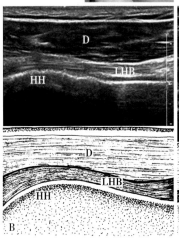

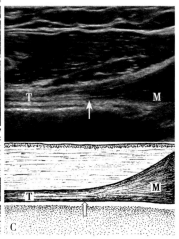

腱宽度的边界。当肩关节处于内旋位时,肌腱显示范围局限,而且有明显的各向异性伪像(图2-4C)。同时,应在肩关节内旋和外旋动作时,动态观察肩胛下肌腱。在此基础上探头旋转90°(图2-5A),可显示肌腱短轴(图2-5B)。在短轴切面可见强回声的肌腱内间隔低回声的肌肉组织,为正常现象。

3. 冈上肌腱　冈上肌腱的检查可有两种体位(图2-6):第一种是患者上肢置于身后,屈肘,手掌贴在髂嵴上缘,在该体位下冈上肌腱与肱二头肌腱为平行走行,前者位于后者后外侧。检查者可坐于患者侧面或对面,该体位更易于显示肌腱-肌肉连接处。第二种体位是使患者肩关节尽可能内旋,屈肘同时前臂后伸,手背紧贴对侧的后背,肘部紧贴外胸壁,肘窝

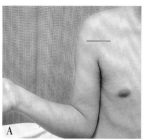

图 2-4　肩胛下肌腱长轴声像图

SUB:肩胛下肌腱;LT:肱骨小结节;

COR:喙突;B:肱二头肌长头腱

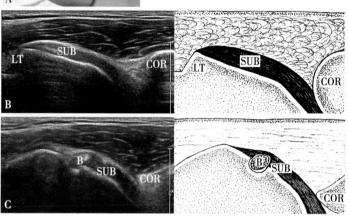

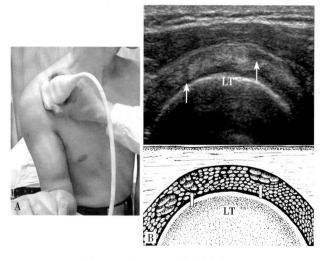

图 2-5　肩胛下肌腱短轴声像图

LT:肱骨头小结节;箭:肌腱内的肌肉组织

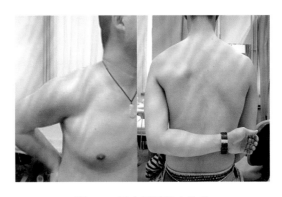

图 2-6　冈上肌腱检查体位

与胸壁不留空隙。后一种体位使冈上肌腱更多地移向前方，适于检查者坐于患者正对面检查。由于在肩关节最大内旋位时冈上肌腱处于被拉直的紧张状态，该体位更易发现微小撕裂。但某些肩袖损伤或关节粘连的患者无法做到该体位的要求。

4. 冈上肌腱的短轴切面　如前述先显示肱二头肌长头腱短轴的关节内部分，以此作为识别冈上肌腱的方法，向后外侧移动探头，则显示冈上肌腱的短轴切面(图 2-7)。正常形态为向前方凸起的圆弧形，肌腱深方为肱骨头(圆形的强回声伴声影)。冈上肌腱后外侧为冈下肌腱。在冈上肌腱的浅方为三角肌，呈低回声。肌腱浅方称"滑囊面"，深方称"关节面"，中间为"腱体"。对于肌腱内病变进行描述时要规范

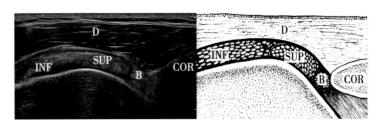

图 2-7　冈上肌腱短轴声像图

B：肱二头肌长头腱；SUP：冈上肌腱；INF：冈下肌腱；COR：喙突；D：三角肌

其层次。

5. 冈上肌腱的长轴切面 探头位置如图 2-8A 所示,纵切面显示冈上肌腱长轴,从上至下分别可见圆形的肱骨头表面、向深方略凹陷的解剖颈和向前方隆起的肱骨大结节(图 2-8B)。上述骨性标志可作为描述肌腱内异常区域(如钙化灶)的定位点,如钙化灶位于距大结节上缘 Xcm 处。

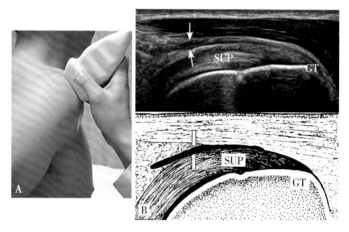

图 2-8 冈上肌腱长轴声像图
SUP:冈上肌腱;GT:肱骨大结节;箭:肩峰下滑囊

6. 冈下肌腱及小圆肌腱 受检者坐位,手自胸前置于对侧上臂前方。检查者坐于后方或侧方,以肩胛骨后面先触及肩胛冈(图 2-9A),以此为体表标志,探头置于冈下窝纵切,可显示冈下肌肌腹和其下方的小圆肌肌腹(图 2-9B)。

在识别冈下肌和小圆肌肌腹后,探头旋转 90°(图 2-10),沿肌腹向外侧追踪,分别显示冈下肌腱和小圆肌腱长轴,两者均止于肱骨大结节后缘(图 2-11,图 2-12)。

7. 后盂唇及盂肱关节后面观 检查者面向患者背面或侧面。探头频率可适当降低,选择 5~7MHz(根据患者体型调整)。探头置于肱骨头后缘(外侧)和关节盂后面(内侧)之间做横切(图 2-13A),上述两个骨性标志呈强回声伴声影,两者之间可见后盂

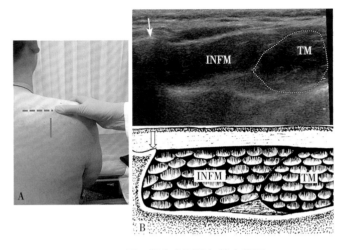

图 2-9 冈下肌和小圆肌短轴声像图

INFM:冈下肌肌腹;TM:小圆肌肌腹;A 中虚线:肩胛冈;箭:肩胛冈

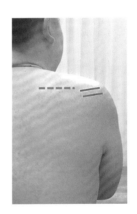

图 2-10 探头位置

虚线:肩胛冈,两条红线
分别为检查冈下肌腱和
小圆肌腱的探头位置

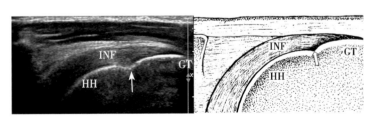

图 2-11 冈下肌腱长轴声像图

INF:冈下肌腱;HH:肱骨头;GT:大结节;箭:解剖颈

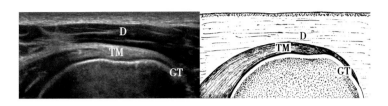

图 2-12 小圆肌腱长轴声像图
GT:大结节;D:三角肌;TM:小圆肌腱

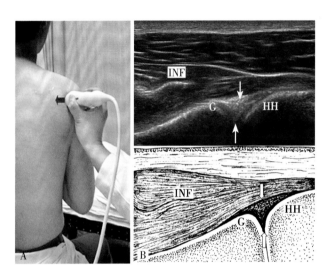

图 2-13 后盂唇声像图
HH:肱骨头;G:肩盂;INF:冈下肌;箭:后盂唇

唇,呈三角形高回声,尖部指向深方关节腔,底部朝向体表(图 2-13B)。

肩关节腔积液的检查可从关节后隐窝处观察并测量深度,液体位于后盂唇和冈下肌之间,大于2mm视为病理性积液(图 2-14)。

8. 肩峰下滑囊 肩峰

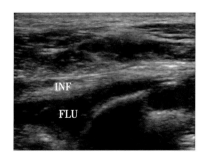

图 2-14 肩关节积液声像图
FLU:积液;INF:冈下肌

下滑囊位于三角肌与肩袖之间（图 2-15）。由于肩峰下滑囊的覆盖范围大，应在不同体位及位置观察，显示滑囊厚度最大和滑液最多的切面。

9. 肩锁关节和胸锁关节囊　类风湿关节炎时，肩锁关节等应常规检查。其他情况下，若肩锁关节或胸锁关节存在触痛或肿胀时，也应进行关节囊检查。

探头置于肩峰和锁骨表面做冠状切面（图 2-16A），可观察关节囊，为连接两块骨骼的条状低回声（图 2-16B）；在胸骨和锁骨表面，可观察胸锁关节（图 2-17）。

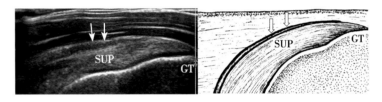

图 2-15　肩峰下滑囊声像图
箭:肩峰下滑囊区;GT:肱骨大结节;SUP:冈上肌腱

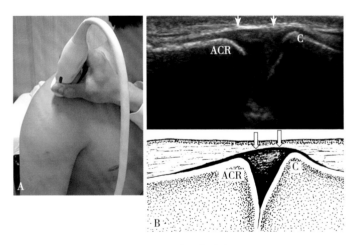

图 2-16　肩锁关节声像图
ACR:肩峰;C:锁骨;箭:关节间隙及关节囊

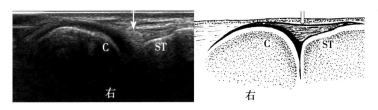

图 2-17 胸锁关节声像图

C:锁骨;ST:胸骨;箭:关节囊

10. 喙肩韧带 以肩胛骨的喙突和肩峰作为解剖标志,探头两端置于喙突和肩峰表面(图 2-18A),可显示喙肩韧带长轴,正常为一薄层条索样结构(图 2-18B)。喙肩韧带与其两端的喙突、肩峰一起,再加上锁骨远端和肩锁关节这五者共同形成喙肩弓,加强肩关节的稳定性。使肩关节在内旋和外旋的过程中动态观察喙肩韧带的完整性。

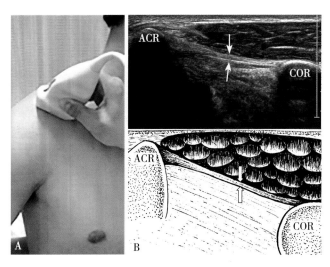

图 2-18 喙肩韧带声像图

ACR:肩峰;COR:喙突;箭:喙肩韧带

11. **肩袖活动度检查（肩峰撞击试验）**   肩关节外展和内旋时，肩袖及肩峰下滑囊可在肩峰下自由滑动而不受限制。在某些病理情况下，如肩峰异常或肩峰下滑囊增厚等，肩峰下间隙相对变窄，则使肩袖活动度下降，临床称"肩峰撞击综合征"。超声可在上肢外展和内收交替时，探头置于肩峰处做冠状切面（图 2-19），动态观察肩袖及滑囊在肩峰下活动范围（图 2-20，图 2-21）。

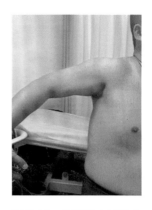

图 2-19   肩峰撞击试验方法（上肢外展）

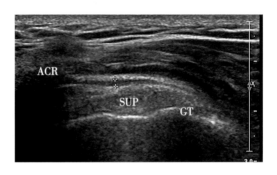

图 2-20   肩关节中立位时冈上肌腱及肩峰下滑囊声像图

ACR：肩峰；SUP：冈上肌腱；GT：肱骨大结节；++：肩峰下滑囊

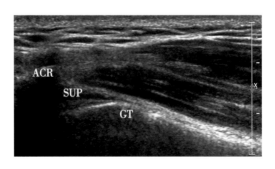

图 2-21   上肢外展时冈上肌腱声像图（前方为肩峰下滑囊）

ACR：肩峰；GT：肱骨大结节；SUP：冈上肌腱

七、临床局限性和比较影像学

　　由于肩关节的盂唇位置较深,受穿透性和分辨率限制,超声对盂唇的检查效果不如MRI。后盂唇显示效果优于前盂唇。超声评估肩袖撕裂的准确性与MRI检查相当。超声对肩关节周围腱鞘积液、肩袖钙化的显示优于MRI,但是超声的整体观不如MRI,也有操作者依赖性的缺陷。

第三章　肘关节超声检查

一、检 查 目 的

对肘关节的病变做定位、定性诊断,评价关节和周围软组织病变等。

二、适 应 证

1. 肘关节疼痛。
2. 肘关节运动功能障碍。
3. 肘关节外伤。
4. 免疫或代谢性病变所致的肘关节病变。
5. 肘部神经病变。
6. 肘部周围软组织其他病变,如占位性病变等。

三、检 查 内 容

肘关节超声可观察关节积液、滑膜、软骨和骨皮质等,肱二头肌腱、肱三头肌腱、伸肌总腱、屈肌总腱及内、外侧副韧带的急、慢性损伤和附着点炎等,肘关节的滑囊病变,肘部神经损伤,肘部的皮肤、皮下组织和肌肉病变等。

四、仪　　器

进行肘关节检查时,需要高性能彩色多普勒超声诊断仪,一般使用 7~10MHz 频率或更高频率的高频探头。

五、体　　位

检查时患者坐位,面对检查者,根据不同检查部位,肘部位置摆放不同。

六、检查方法和声像图

肘关节的超声检查可全面分区检查,也可根据患者的实际情况,针对性地检查相应部位。

1. 肘关节前部　患者坐位,面对检查者,肘关节伸直,前臂旋后放在检查台(图 3-1),可在肘关节后方放置枕头以保持肘关节伸直。可分为尺侧纵向、桡侧纵向及横断面扫查,横断面扫查范围应至少包括肘窝上、下 5cm 距离。

(1)前方关节腔:横切和纵切检查肘关节前方,肱骨滑车

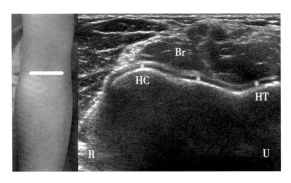

图 3-1　右肘关节前部横断面声像图

R:桡侧;U:尺侧;Br:肱肌;HT:肱骨滑车;HC:肱骨小头;*:关节软骨

和肱骨小头骨皮质表现为强回声,其表面可见低回声的关节软骨,肱骨滑车的表面为中间凹陷形,位于内侧,占肱骨宽度的 2/3,肱骨小头为凸形,位于外侧,占 1/3(图 3-1)。前关节囊为一薄的线状强回声覆盖在关节软骨上,肱肌走行于关节囊的内前方,肱桡肌走行在外前方。肘关节前纵切面检查时,冠状窝处脂肪垫为强回声,正常人无或仅有少量液体(图 3-2)。纵断面显示,尺侧为肱尺关节,桡侧为肱桡关节(图 3-3)。

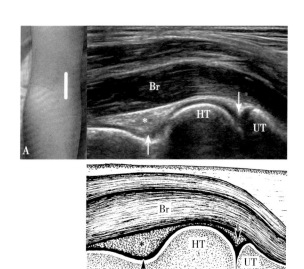

图 3-2　右肘关节前方尺侧纵断面声像图
Br:肱肌;HT:肱骨滑车;UT:尺骨滑车;*:脂肪垫;上箭:冠突窝;下箭:肱尺关节

(2) 肱二头肌肌腱:受检者前臂最大程度旋后,以显示肱二头肌肌腱的远端附着到桡骨粗隆处(图 3-4),由于肱二头肌肌腱远端的走行由浅到深,为避免各向异性伪像,探头远端应加压倾斜,前臂适度旋转,尽可能使声束与肌腱长轴垂直。

2. 肘关节内侧　受检者肘关节伸直或轻度屈曲,手旋后,前臂用力外翻(图 3-5A),检查尺侧副韧带的完整性可在手

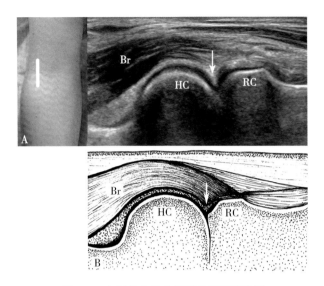

图 3-3 右肘关节前方桡侧纵断面声像图

Br:肱肌;HC:肱骨小头;RC:桡骨小头;箭:肱桡关节

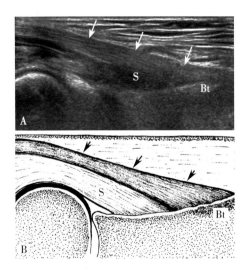

图 3-4 右肘肱二头肌肌腱长轴声像图

S:旋后肌;Bt:桡骨粗隆

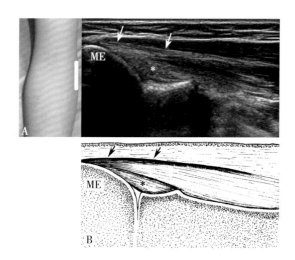

图 3-5 右肘关节内侧屈肌总腱和尺侧副韧带声像图

ME:肱骨内上髁;*:尺侧副韧带

外翻并使肘关节做屈和伸,动态观察韧带的松弛和紧张状态
(图 3-5)。屈肌总腱上端附着于肱骨内上髁,呈致密的纤维带
状稍强回声。屈肌总腱的起点要比外侧伸肌总腱宽。尺侧副
韧带位于屈肌总腱深面的强回声纤维状结构,其走行与屈肌
总腱略有不同,可调整探头位置,分别检查尺侧副韧带(图 3-6)
和屈肌总腱(图 3-7)。

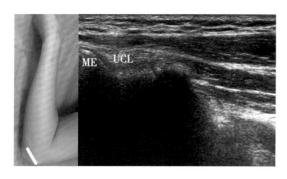

图 3-6 右肘尺侧副韧带声像图

ME:肱骨内上髁;UCL:尺侧副韧带

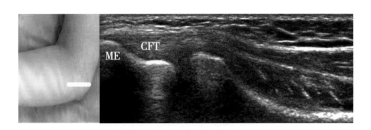

图3-7　右肘屈肌总腱声像图

ME:肱骨内上髁;CFT:屈肌总腱

3. 肘关节外侧　受检者拇指向上,双掌合拢,两肘伸展或者单侧屈位,前臂内旋(图3-8A)。伸肌总腱显示为三角形的强回声结构,向上止于肱骨外上髁。桡侧副韧带位于伸肌总腱深面,两者在声像图上不易区分(图3-8B)。肘关节外侧,亦可显示肱桡关节(图3-9)。探头置于桡骨头处横切,可显示环状韧带,呈条索样强回声覆盖于桡骨头、颈表面(图3-10)。被动地旋前、旋后前臂,动态扫查桡骨头,可提示是否有闭合性骨折的可能。

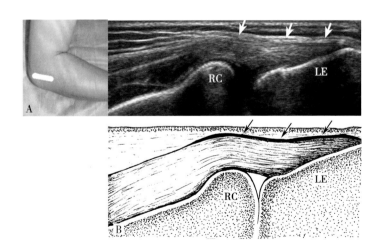

图3-8　右肘关节外侧伸肌总腱声像图

LE:肱骨外上髁;RC:桡骨小头

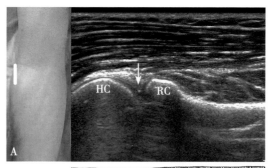

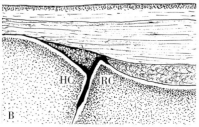

图 3-9 肱桡关节声像图

HC:肱骨小头;RC:桡骨小头;箭:肱桡关节

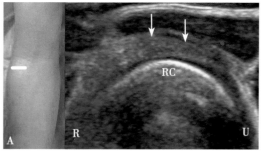

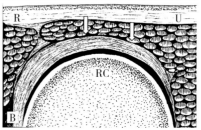

图 3-10 环状韧带声像图

RC:桡骨小头;箭:环状韧带

4. 肘关节后方　受检者肘关节屈曲90°,手掌向下平撑于检查床上。纵切面检查肱三头肌腱及其在尺骨鹰嘴的附着处(图3-11)。肱三头肌肌腱为强回声结构,附着于鹰嘴骨皮质。鹰嘴隐窝为位于肱骨远端后部的一个浅窝,内充填脂肪垫。鹰嘴后方皮下有个潜在的鹰嘴滑囊,正常人不能显示。

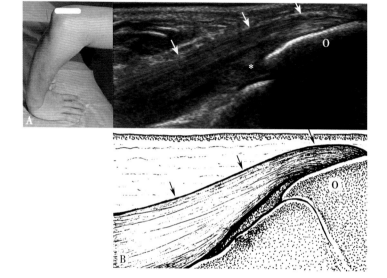

图 3-11　肘关节后方声像图
O:鹰嘴;*:鹰嘴隐窝内脂肪垫;箭:肱三头肌腱

七、临床局限性和比较影像学

肘关节位置表浅,其结构超声易于观察。高频超声在肘部疾病诊断中具有明显的优势:可有效评价关节、肌腱、肌肉、软骨、骨、神经、皮肤和皮下软组织等病变;可动态观察肌腱、韧带、关节的运动情况,更有利于识别病变;可检查出亚临床关节滑膜炎等病变;无放射线,可反复应用;方便、快速;检查时方便与患者交流,易被患者接受。肘关节为滑膜炎的好发部位,对于关节滑膜炎的诊断及炎症程度,超声与 MRI 有相同的效果。同时,肘关节亦常发生网球肘、高尔夫球肘等肌腱病变,内外侧副韧带损伤亦可发生。超声能够动态观察及评估病变范围及严重程度,是这些病变的首选检查方法。

但是肘部关节超声检查结果容易受到操作者依赖性影响,肌腱和韧带等结构也容易出现各向异性伪像,所以操作者必须经过标准化培训,才能避免结果判读的不准确。在骨质侵蚀方面,可能不如传统 X 线、CT 显示得全面。

第四章　腕关节及手关节超声检查

一、检查目的

对腕关节、掌指关节、指间关节的病变做定位、定性诊断，评价关节和周围软组织病变等。

二、适应证

1. 腕关节、掌指关节和指间关节疼痛。
2. 腕关节、掌指关节和指间关节外伤。
3. 免疫或代谢性病变所致的腕关节、掌指关节和指间关节病变。
4. 腕部及手部神经病变。
5. 腕部及手部软组织其他病变，如占位性病变等。

三、检查内容

腕关节及手关节超声检查内容主要包括腕关节、掌指关节和指间关节等，以及上述关节周围的肌肉、肌腱、韧带和神经等。

四、仪器

腕关节、掌指关节、指间关节超声检查时，需要高性能彩色多普勒超声诊断仪,推荐使用 15~18MHz 的高频线阵探头。

五、体　位

检查时患者坐位,面对检查者,腕部及肘部保持放松,手平放在检查床上。对于不能坐位的患者,可平卧于检查床上,上肢置于身体两侧。

六、检查方法和声像图

腕关节的超声检查可分为背侧、掌侧、桡侧、尺侧等全面扫查,也可根据患者的实际情况,针对性的检查相应部位。

1. 腕关节背侧　由伸肌支持带发出分隔,形成 6 个腔室(图 4-1),有 12 根伸肌肌腱通过,从桡侧至尺侧分别扫查腕部伸肌腱的 6 个腔室。

(1) 第一腔室:拇长展肌腱(掌侧) 和拇短伸肌腱(背侧)。保持腕关节在中立位,手尺侧放于检查床上,探头放置在桡骨

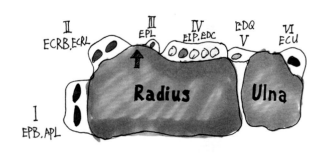

图 4-1　腕关节背侧示意图

Radius:桡骨;Ulna:尺骨;EPB:拇短伸肌腱;APL:拇长展肌腱;ECRB:桡侧腕短伸肌腱;ECRL:桡侧腕长伸肌腱;EPL:拇长伸肌腱;EIP:示指伸肌腱;EDC:指总伸肌腱;EDQ:小指伸肌腱;ECU:尺侧腕伸肌腱

茎突表面横断面显示第一腔室,可显示支持带与桡骨茎突之间的上述两个肌腱的短轴切面(图4-2),部分患者可见分隔将腔室分为两部分。探头转动90°可显示肌腱长轴,需追踪拇长展肌腱至舟状骨。桡骨茎突炎,就是这两个肌腱的腱鞘炎,腱鞘内滑膜增生及积液,可见肌腱腱鞘内低回声(滑膜增生)或无回声区(积液),活动性炎时增生滑膜内可见血流信号(图4-3)。

(2) 第二腔室:位于第一腔室的尺侧,可见桡侧腕长伸肌腱(桡侧)及桡侧腕短伸肌腱(尺侧)(图4-4)。将手掌放在检查床上,探头放在腕部桡侧显示桡侧腕长伸肌腱和桡侧腕短伸肌腱的短轴,分别止于第2、3掌骨底,肌腱位于Lister结节的桡侧,Lister结节显示为桡骨背侧的强回声突起。向头侧移动探头,可观察到拇长展肌和拇短伸肌在桡侧腕长伸肌腱和

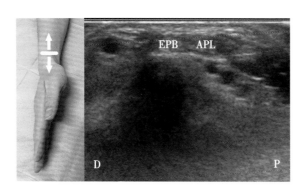

图4-2　右腕第一腔室横断面声像图

EPB:拇短伸肌腱;APL:拇长展肌腱;P:掌侧;D:背侧

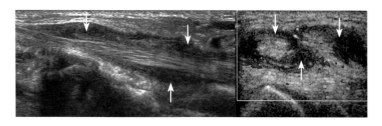

图4-3　第一腔室伸肌腱腱鞘炎

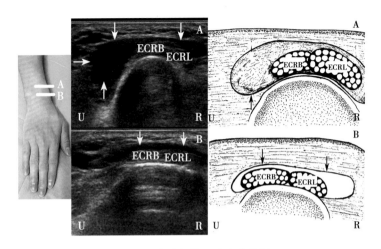

图 4-4   右腕部第二腔室声像图

ECRB:桡侧腕短伸肌腱;ECRL:桡侧腕长伸肌腱;U:尺侧;R:桡侧

桡侧腕短伸肌腱浅面进入第一腔室。

(3) 第三腔室:拇长伸肌腱。将手掌放在检查床上,探头置于桡骨 Lister 结节处,Lister 结节是区分第二和第三腔室的标记,拇长伸肌腱位于 Lister 结节的尺侧(图 4-5)。找到拇长伸肌腱短轴后追踪到其附着处,拇长伸肌腱由近端至远端从尺侧到桡侧跨过桡侧腕长伸肌腱和桡侧腕短伸肌腱(图 4-6)。

(4) 第四及第五腔室:第四腔室有指总伸肌腱及示指伸肌腱;第五腔室有小指伸肌腱(图 4-7)。将手掌放在检查床上,探头横断放置在背侧腕部的中份,观察第四及第五腔室,手指屈伸时动态扫查有利于区分不同肌腱。在肌腱腱鞘滑膜炎时,可见肌腱腱鞘内增生滑膜和(或)积液,活动性炎时可见增生滑膜内的异常血流信号(图 4-8)。

(5) 舟月韧带:为腕部的重要韧带,是手腕部运动创伤的好发部位之一。将手掌放在检查床上,探头置于 Lister 结节,横断面向远端滑动,可以显示背侧的舟月韧带,位于舟骨和月骨之间的三角形强回声(图 4-9),向尺侧偏斜更有利于完整显示韧带。

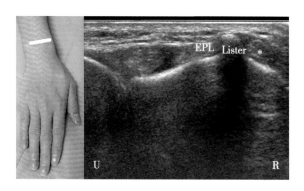

图 4-5 右腕部第三腔室声像图

EPL:拇长伸肌腱;*:桡侧腕长伸肌腱及桡侧腕短伸肌腱;R:桡侧;U:尺侧

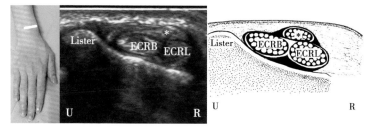

图 4-6 右侧拇长伸肌腱从尺侧到桡侧跨过桡侧腕长伸肌腱和桡侧腕短伸肌腱

ECRB:桡侧腕短伸肌腱;ECRL:桡侧腕长伸肌腱;*:拇长伸肌腱;R:桡侧;U:尺侧

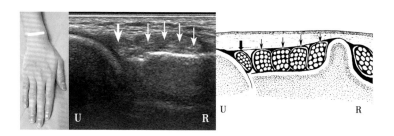

图 4-7 右腕第四及第五腔室声像图

细箭:示指伸肌腱和指总伸肌腱;粗箭:小指伸肌腱;R:桡侧;U:尺侧

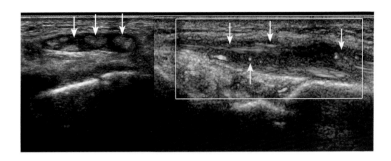

图 4-8 指伸肌腱腱鞘炎声像图

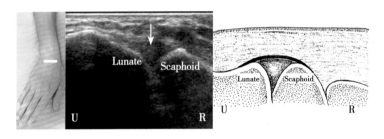

图 4-9 正常舟月韧带声像图

箭:舟月韧带;Lunate:月骨;Scaphoid:舟状骨;R:桡侧;U:尺侧

(6) 第六腔室:尺侧腕伸肌腱。手部侧放,腕关节轻度向桡侧偏斜,尺侧向上,探头置于尺骨茎突,显示尺侧腕伸肌腱位于尺骨表面略微凹陷处(图 4-10)。类风湿关节炎时常见尺侧腕伸肌腱的腱鞘滑膜炎,可见肌腱周围增生滑膜或积液包绕,炎症活跃时滑膜内可见血流信号(图 4-11)。

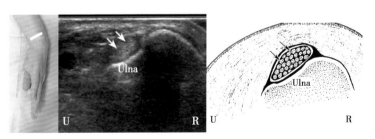

图 4-10 右腕第六腔室声像图

箭:尺侧腕伸肌腱;Ulna:尺骨;R:桡侧,U:尺侧

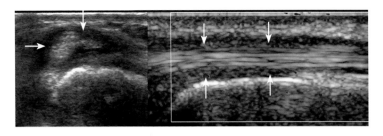

图 4-11　尺侧腕伸肌腱的腱鞘滑膜炎声像图

（7）远端尺桡关节：检查背侧远端尺桡关节（图 4-12），探头在近端时关节囊更扩张，易于观察。

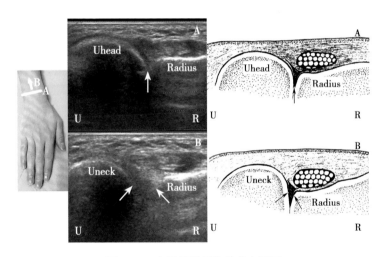

图 4-12　右腕远端尺桡关节声像图
Uhead：尺骨头；Uneck：尺骨颈；Radius：桡骨；R：桡侧；U：尺侧

（8）桡腕、腕骨间及腕掌关节：桡腕关节由手舟骨、月骨和三角骨的近侧关节面作为关节头，桡骨的腕关节面和尺骨头下方的关节盘作为关节窝而构成（图 4-13）。以腕骨的强回声为底部，将手掌放在检查床上，长轴显示桡腕、腕骨间及腕掌关节滑膜隐窝（图 4-14），观察有无关节积液及滑膜增厚，正常人可见少许关节积液。腕关节滑膜炎时，关节腔内可见低回

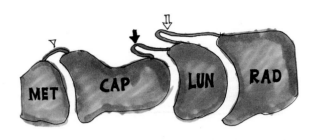

图 4-13　背侧腕关节示意图

MET:掌骨;CAP:头状骨;LUN:月骨;RAD:桡骨

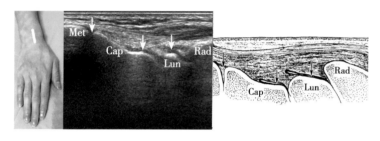

图 4-14　正常腕关节背侧声像图

Rad:桡骨;Lun:月骨;Cap:头状骨;Met:掌骨;箭:组成腕关节的桡腕关节、腕骨间关节及腕掌关节

声(增生滑膜)和(或)无回声区(积液),活动性炎时增生滑膜内可见异常血流信号(图 4-15)。

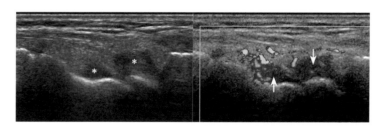

图 4-15　腕关节背侧滑膜炎声像图

2. 腕关节掌侧

（1）桡腕、腕骨间及腕掌关节：将手背平放在检查床上，以腕骨的强回声为底部，长轴显示桡腕、腕骨间及腕掌关节滑膜隐窝（图 4-16），观察有无关节积液及滑膜增厚（图 4-17）。

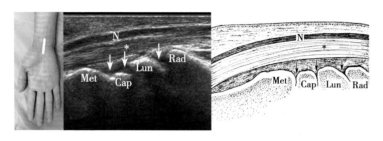

图 4-16　右侧腕关节掌侧声像图

Rad：桡骨；Lun：月骨；Cap：头状骨；Met：掌骨；N：正中神经；*：指屈肌腱；箭：桡腕关节、腕骨间关节及腕掌关节

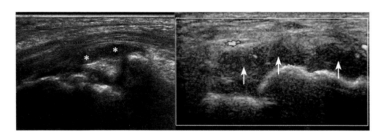

图 4-17　腕关节掌侧滑膜炎声像图

（2）近端腕管：探头放置在腕关节掌侧，寻找近端腕管的骨性标志，即舟骨结节（桡侧）和豌豆骨（尺侧），调节探头放在这两个骨性标志上。舟骨及豌豆骨为腕管的两端边界，月状骨及三角骨为腕管底，腕管浅面为屈肌支持带，上述结构构成近端腕管的边界（图 4-18）。

观察屈肌支持带、正中神经和腕管内的九个屈肌肌腱（四个指浅屈肌腱，四个指深屈肌腱和一个拇长屈肌腱）。在腕管内，最浅表的是正中神经，紧贴屈肌支持带，短轴切面为筛网状低回声，呈扁圆形。正中神经后方桡侧为拇长屈肌腱，正中

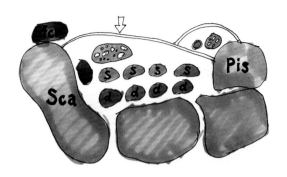

图 4-18   近端腕管示意图

Sca:舟状骨;fcr:桡侧腕屈肌腱;Pis:豌豆骨;s:第 2~5 指
浅屈肌腱;d:第 2~5 指深屈肌腱;箭:屈肌支持带

神经的深面,有四根指浅屈肌腱(浅面)及四根指深屈肌腱(深
面)(图 4-19)。

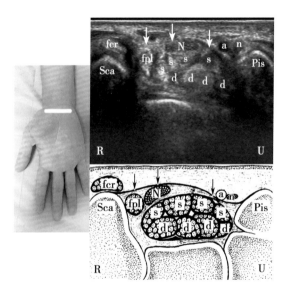

图 4-19   正常近端腕管声像图

Sca:舟状骨;Pis:豌豆骨;fcr:桡侧腕屈肌腱;fpl:拇长屈肌腱;
s:第 2~5 指浅屈肌腱;d:第 2~5 指深屈肌腱;a:尺动脉;N:正
中神经;n:尺神经;R:桡侧;U:尺侧;箭:屈肌支持带

(3) 远端腕管:探头横断向远端移动,找到远端腕管的两个骨性标记,即大多角骨结节(桡侧)和钩骨(尺侧),大多角骨及钩骨为腕骨的两端边界,小多角骨和头状骨为腕管底,浅面为屈肌支持带,上述结构构成远端腕管的边界。由于正中神经和屈肌肌腱斜行走向深面,因此适当调整探头方向或轻度屈曲腕关节更有利于显示结构。在腕管远端(超过屈肌支持带远端)和近端(屈肌支持带近端头侧)观察正中神经(图 4-20),需显示纵断面和横断面需要注意有无解剖变异,如正中神经双束支、正中动脉。

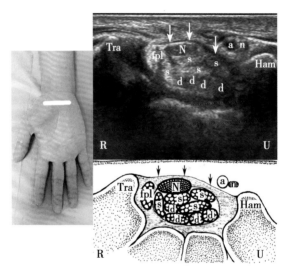

图 4-20　正常远端腕管声像图

Tra:大多角骨;Ham:钩骨;fpl:拇长屈肌腱;s:第 2~5 指浅屈肌腱;d:第 2~5 指深屈肌腱;a:尺动脉;N:正中神经;n:尺神经;R:桡侧;U:尺侧;箭:屈肌支持带

(4) 三角纤维软骨复合体:检查时前臂旋前,腕部轻度向桡侧偏,探头放在腕部尺侧纵切,首先显示尺侧腕伸肌腱,此肌腱可作为声窗。三角纤维软骨复合体超声表现为类似三角形的强回声,尖端指向关节腔(图 4-21)。类风湿关节炎累及

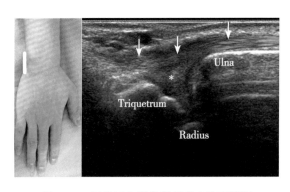

图 4-21　正常三角纤维软骨复合体声像图

*:三角纤维软骨复合体;箭:尺侧腕伸肌腱;Ulna:尺
骨;Radius:桡骨;Triquetrum:三角骨

腕关节时,早期常在三角纤维软骨复合体深面关节腔内查见
增生滑膜和(或)积液。

　　3.　**手指关节**　将手放在检查床上,探头垂直于关节,掌
侧及背侧均应观察有无关节积液或滑膜增厚等。

　　(1)　掌指关节:单侧共 5 个,由掌骨头及近节指骨底构成
(图 4-22,图 4-23)。关节滑膜炎时,可见关节内的无回声(积液)
和低回声滑膜(图 4-24)。

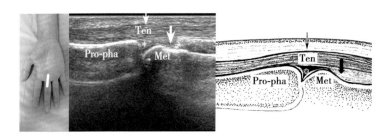

图 4-22　正常掌指关节声像图(掌侧)

Met:掌骨;Pro-pha:近节指骨;Ten:指屈肌腱;*:掌板;粗箭:关节囊及关
节腔;细箭:A1 滑车

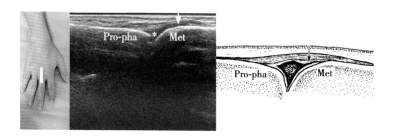

图 4-23　正常掌指关节声像图(背侧)
Met:掌骨;Pro-pha:近节指骨;*及箭:关节囊及关节腔

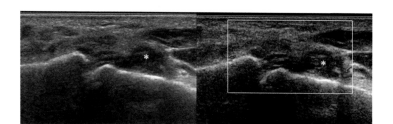

图 4-24　掌指关节掌侧滑膜炎声像图

　　(2) 指间关节:单侧共 9 个,由各指近节指骨头及远节指骨底构成,2~5 指包括近端(图 4-25,图 4-26)及远端指间关节(图 4-27,图 4-28),拇指仅有一个指间关节。

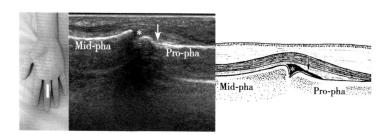

图 4-25　正常近端指间关节声像图(掌侧)
Mid-pha:中节指骨;Pro-pha:近节指骨;*:掌板;箭:关节囊及关节腔

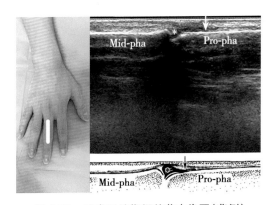

图 4-26　正常近端指间关节声像图(背侧)
Mid-pha:中节指骨;Pro-pha:近节指骨;*及箭:关节囊及关节腔

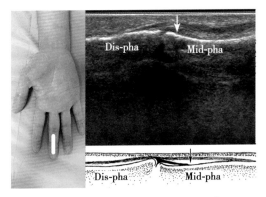

图 4-27　正常远端指间关节声像图(掌侧)
Dis-pha:远节指骨;Mid-pha:中节指骨;箭:关节囊及关节腔

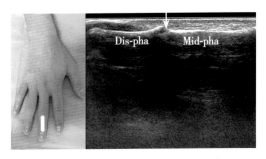

图 4-28　正常远端指间关节声像图(背侧)
Dis-pha:远节指骨;Mid-pha:中节指骨;箭:关节囊及关节腔

(3) 指伸肌腱：位置较浅，检查时局部应多涂耦合剂。检查时首先纵切，再横切。在近节指骨，伸肌腱（图 4-29）分成三股继续向前，即一条中央束和两条侧束。中央束止于中节指骨底及关节囊，在中节指骨中远侧两条侧束逐渐汇成一条，止于远节指骨底及关节囊（图 4-30），两束间有横向纤维相连。

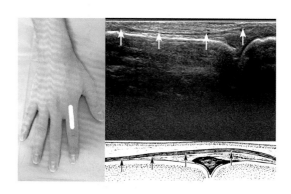

图 4-29　正常指伸肌腱声像图

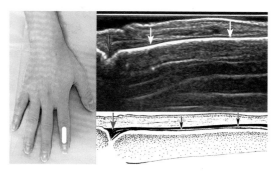

图 4-30　指伸肌腱侧束声像图

白箭：指伸肌腱侧束；红箭：侧束止点

(4) 指屈肌腱：在手掌部，指浅屈肌腱位于指深屈肌腱浅面（图 4-31，图 4-32），在掌指关节水平，逐渐变薄加宽，至近节指骨近端开始分裂，至近节指骨中段时，分裂为两半（图 4-33）。之后分裂的肌腱围绕指深屈肌腱的侧方而至其背侧，彼此交叉至对侧，最后止于中节指骨底（图 4-34）。指深屈肌腱止于远

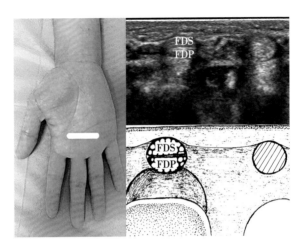

图 4-31   正常手掌部指屈肌腱短轴声像图

FDS:指浅屈肌腱;FDP:指深屈肌腱

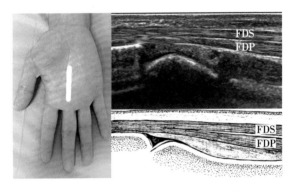

图 4-32   正常手掌部指屈肌腱长轴声像图

FDS:指浅屈肌腱,FDP:指深屈肌腱

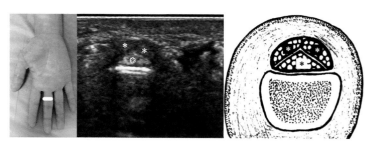

图 4-33　正常近节指骨中段指屈肌腱短轴声像图
白色 *：指浅屈肌腱；黑色 *：指深屈肌腱

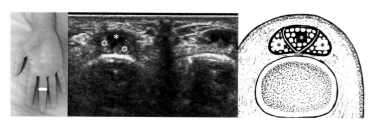

图 4-34　正常近节指骨远端指屈肌腱短轴声像图
白色 *：指深屈肌腱；黑色 *：指浅屈肌腱

节指骨底。

（5）指屈肌腱纤维鞘：纤维鞘为指屈肌腱腱鞘的一个局部增厚，从近端到远端共有 5 个环状韧带分为 A1~A5，两侧止于指骨边缘，构成滑车系统，当腱鞘内屈肌腱活动时，可以使其紧贴指骨。A1、A3、A5 分别位于掌指关节、近端指间关节及远端指间关节（图 4-35），A2、A4 分别位于指骨近节、中节的中部，超声表现为屈肌腱旁线状弱回声。A1 滑车病变是狭窄性腱鞘炎（扳机指）常见的发病原因，超声表现为 A1 滑车增厚（图 4-36）。

七、临床局限性和比较影像学

超声在腕部和手部疾病诊断中具有较好的探测方法学优势，例如高分辨率、动态以及彩色超声直接显示病变的活动性

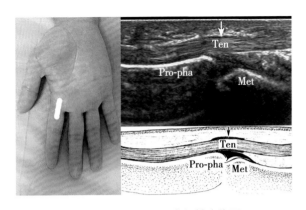

图 4-35　正常 A1 滑车长轴声像图

Ten:指屈肌腱;Pro-pha:近端指骨;Met:掌骨;箭:A1滑车

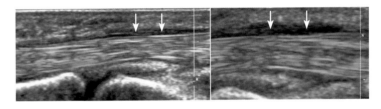

图 4-36　A1 滑车增厚声像图

等。对于关节滑膜炎的诊断及炎症程度、腱鞘炎、骨侵蚀的评估这些方面,超声与MRI有相同的效果。X线平片及CT能观察到骨侵蚀、骨赘等骨的病变,但对外周关节滑膜炎、腱鞘炎等炎性病变的显示效果明显低于超声及MRI。而超声较MRI更便宜、检查时间更短,便于多关节观察与评估,因此高频超声在手腕部疾病中的应用已经越来越多地被临床医生所接受。

　　但是手腕部肌骨超声同样有操作者的依赖性,特别是手腕部解剖结构复杂,容易出现各向异性伪像,所以操作者必须经过标准化培训,才能避免结果判读的不准确。尽管超声能够观察腕关节的部分韧带、指间关节的桡侧和尺侧副韧带,但是腕部的很多韧带超声并不能完全显示,对这些韧带的准确评估需要借助MRI。超声不能像MRI一样显示骨髓水肿。

第五章　髋关节超声检查

一、检 查 目 的

明确髋关节腔内及其周围软组织有无异常。

二、适 应 证

怀疑髋关节腔内病变或髋部局部疼痛、肿胀、活动障碍或活动时弹响者等。

1. 运动损伤性或慢性劳损病变　包括肌腱损伤、肌肉损伤、肌腱病、转子滑囊炎和髂腰肌滑囊炎等。

2. 髋关节腔内病变　反应性关节炎、化脓性关节炎、痛风性关节炎、色素沉着绒毛结节样滑囊炎、关节游离体和滑囊骨软骨瘤病等。

3. 肿瘤及瘤样病变　包括实性肿物、腱鞘/滑膜囊肿、血肿、脓肿和滑囊积液等。

三、检 查 内 容

髋关节超声主要检查内容包括髋关节腔、髋臼唇、髋关节周围的肌肉、肌腱、滑囊和神经等。

四、仪　　器

采用中高档彩色多普勒超声诊断仪,一般首选线阵超声探头,频率 5.0~12.0MHz,深部病变可选择 3.5~5.0MHz 凸阵探头。

五、体　　位

髋关节超声检查可根据病变的不同部位而选择相应的体位。因髋部弹响而就诊者,需让患者做可引发弹响的动作以进行动态检查。

1. 髋前区　仰卧位,大腿轻度外旋。
2. 髋内侧区　屈膝,髋关节适度外展、外旋。
3. 髋外侧区　侧卧位,受检侧髋部朝上。
4. 髋后区　俯卧位,足悬于检查床外。

六、检查方法及声像图

(一) 髋前区

此区检查的主要结构为髋关节及其前隐窝、髋臼唇、髂腰肌及其肌腱、髂腰肌滑囊、大腿近段肌肉的起点(股直肌和缝匠肌)、股动静脉、股神经和股外侧皮神经等。

1. 髋关节　检查时患者仰卧位,髋关节和膝关节伸直。将探头平行于股骨颈,斜矢状位扫查(图 5-1),此时可清晰显示股骨颈的强回声骨皮质回声及覆盖于其上的关节囊回声。正常股骨颈前方的髋关节前隐窝厚度为 4~6mm,包括前关节囊的前层、后层及髋关节腔内少量生理性液体(图 5-2)。当声束不垂直于关节囊的前层和后层时,关节囊可呈低回声,易被误诊为关节腔积液。当关节腔内有积液或滑膜增生时,关节囊的前层可被向前推移。向上移动探头,可显示股骨头,呈圆

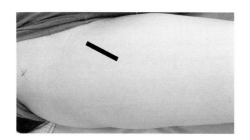

图 5-1 探头位置

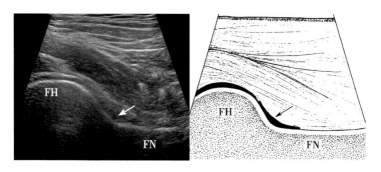

图 5-2 髋关节前隐窝(箭)

FH:股骨头;FN:股骨颈

形结构,其表面覆盖一层厚度均匀的低回声透明软骨。再向上为髋臼的前缘。于髋臼的周缘可见前上盂唇,显示为三角形的等回声结构附着于髋臼周缘(图 5-3)。超声仅能显示前

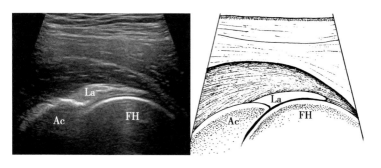

图 5-3 髋关节前上髋臼唇声像图

La:前上髋臼唇;FH:股骨头;Ac:髋臼

上髋臼唇,而临床上大部分的关节唇撕裂都发生在前上髋臼唇,因此利于超声观察。发现髋臼唇撕裂时,应注意观察附近有无囊肿形成。髂股韧带呈等回声,其上端附于髂前下棘,下端附于转子间线。

2. 缝匠肌和股直肌　缝匠肌呈扁带状,起自髂前上棘,斜向内下方,在股部,构成股三角的外界。超声在髂前上棘处(图 5-4A),检查附着的缝匠肌(图 5-4B)。

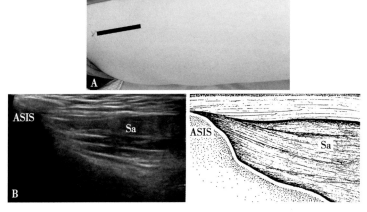

图 5-4　缝匠肌声像图

Sa:缝匠肌;ASIS:髂前上棘

检查股直肌时,超声可首先显示股骨头,然后探头向上、外侧移动,以显示髂前下棘的骨性标志,然后探头横切放置在髂前下棘处(图 5-5A),可显示股直肌起点(图 5-5B)。长轴检查时(图 5-6A),股直肌上端的直头(图 5-6B)和斜头分别起自于髂前下棘和髋臼顶。直头紧邻髂前下棘浅侧,而斜头则位于髋臼的外侧面。纵切面检查股直肌斜头时,由于其向近侧的深方走行,因各向异性伪像而呈低回声(图 5-6C)。将探头移至髋外侧检查,可使该肌腱的各向异性伪像消失。横切面向下追踪探查(图 5-7A),可见股直肌的直头肌腱移行为该肌

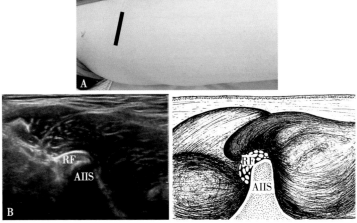

图 5-5　股直肌肌腱起点处声像图

AIIS:髂前下棘;RF:股直肌肌腱

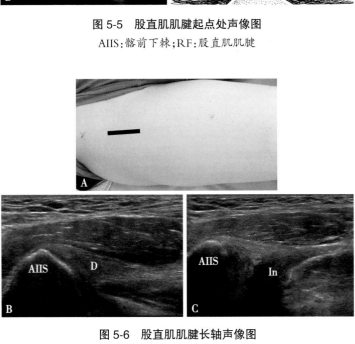

图 5-6　股直肌肌腱长轴声像图

D:股直肌直头;In:股直肌斜头;AIIS:髂前下棘

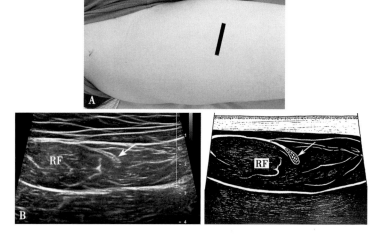

图 5-7   股直肌中央腱声像图

RF:股直肌;箭:中央腱

肉的浅层腱膜,而斜头移行为该肌腱的中央腱(图 5-7B)。股直肌起点处易发生肌腱病或钙质沉积,应注意对此部位的检查。

3. 髂腰肌   髂腰肌由髂肌和腰肌组成,经腹股沟韧带的深部出盆腔,经髋关节的前内侧止于股骨小转子。髂腰肌肌腱位于髋臼唇的前内侧,呈高回声,并位于髂腰肌肌腹的后部,邻近髋关节囊(图 5-8)。由于其附着于股骨小转子,检查髂腰肌肌腱附着处时,需让患者髋部外旋、膝屈曲 45°,即蛙式位进行检查。检查时,探头可首先横切放置于股骨干前内侧的近段,缓慢向上移动探头,可发现股骨干近段内侧的骨性隆起结构——股骨小转子。此时顺时针旋转探头可显示髂腰肌肌腱附着于股骨小转子(图 5-9)。

髋部弹响可发生在髂腰肌肌腱。检查时,探头横切放置在腹股沟韧带上方,显示髂腰肌及其肌腱横切面及髂耻隆起(图 5-10),并让患者做屈曲、外展、外旋髋关节、继而伸直、内收髋关节的动作,同时进行动态超声检查,可见髂腰肌肌腱从髂耻隆起外侧向内侧运动过程中,其在髂耻隆起受阻、继而越过

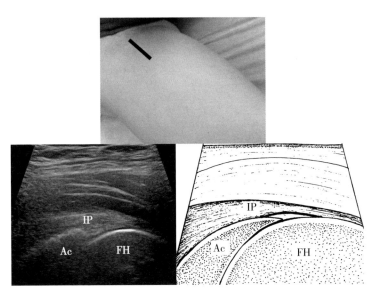

图 5-8 股骨头处髂腰肌肌腱声像图
Ac:髋臼;FH:股骨头;IP:髂腰肌肌腱

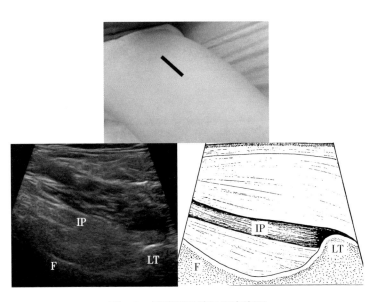

图 5-9 髂腰肌肌腱远端声像图
LT:股骨小转子;F:股骨;IP:髂腰肌肌腱

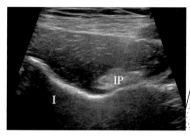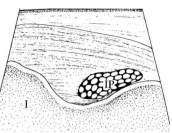

图 5-10　腹股沟韧带上方髂腰肌肌腱声像图

IP:髂腰肌肌腱;I:髂骨

髂耻隆起而向内侧运动。有时也可让患者自己做可引发弹响的动作。

　　髂腰肌滑囊位于髂腰肌肌腱与髋关节囊之间,正常情况下滑囊超声难以显示,当滑囊内有积液或滑囊壁增厚时超声可显示。滑囊内的积液可向髂腰肌肌腱的内侧扩展,有时也可向其深部扩展。由于人群中约 15% 的髂腰肌滑囊与髋关节腔相通,因此髂腰肌滑囊的病变有可能为髋关节腔内的病变所致。

　　4. 股三角　股三角内的神经血管束从内向外依次为股静脉、股动脉和股神经。一般在短轴切面上确认筛网状结构的股神经,位于髂肌和腰大肌之间的沟内,并位于髂筋膜的深方(图 5-11)。

（二）髋关节内侧

　　主要检查内收肌群。

　　患者仰卧,髋部外旋和外展,膝屈曲 45°,呈蛙式位。耻骨肌位于股动脉的内侧,起自耻骨上支,向下、外、后走行,止于股骨小转子的下方。耻骨肌构成股三角的底部。股血管位于其浅侧和外侧,因此股血管是定位耻骨肌的一个解剖学标志。检查时可首先探头横切显示股动、静脉和其内侧的耻骨肌(图 5-12A),耻骨肌再向内可见三层内收肌:浅面偏外侧为长收肌,浅面偏内侧为股薄肌,中间层为短收肌,深面为大收肌(图 5-12B,图 5-13)。内收肌的近端于耻骨止点处易发生撕裂或

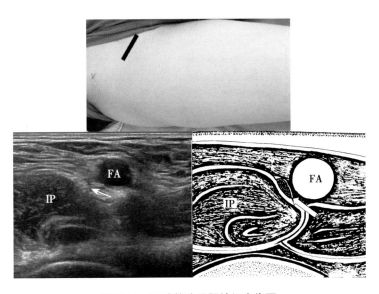

图 5-11　股动静脉及股神经声像图

FA:股动脉;IP:髂腰肌;箭:股神经

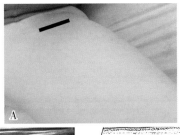

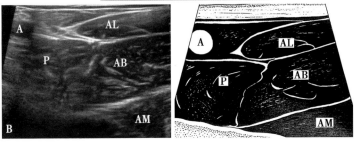

图 5-12　大腿上段内收肌群短轴声像图

A:股动脉;P:耻骨肌;AL:长收肌;AB:短收肌;AM:大收肌

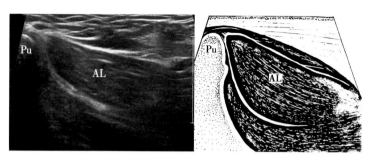

图 5-13　大腿上段长收肌长轴声像图

AL:长收肌;Pu:耻骨

撕脱骨折,应注意对该部位的检查。

（三）髋关节外侧

此区主要检查股骨大转子处的肌腱及其周围的滑囊。

患者侧卧位,腿伸直,患侧朝上。此区检查中,股骨大转子是重要的骨性标志。检查前可首先触及股骨大转子,继而探头横切放置在股骨大转子上(图 5-14A),可见股骨大转子的

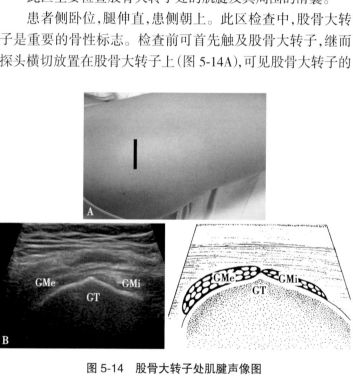

图 5-14　股骨大转子处肌腱声像图

GT:股骨大转子;GMi:臀小肌腱;GMe:臀中肌腱

前骨面、外侧骨面及两骨面之间的骨突。股骨外侧骨面的后方为较圆的后骨面。横切面可见臀小肌肌腱止于前骨面,臀中肌肌腱的前部分止于外侧骨面,臀中肌肌腱的后部分止于后上骨面(图 5-14B)。检查时,应注意使声束垂直于所要检查的骨面,以避免肌腱各向异性伪像的发生。

　　观察肌腱的短轴后,要进行相应肌腱的长轴检查(图5-15,图 5-16)。此部位检查还包括臀小肌下滑囊、臀中肌下滑囊和转子囊(臀大肌下滑囊),上述滑囊均位于相应肌腱与其在股骨大转子附着处之间。

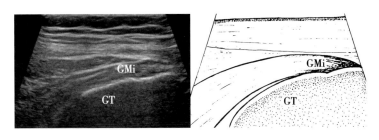

图 5-15　臀小肌腱长轴声像图
GMi:臀小肌腱;GT:股骨大转子

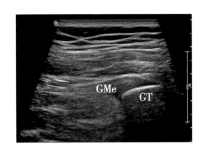

图 5-16　臀中肌腱长轴声像图
GMe:臀中肌腱;GT:股骨大转子

　　髂胫束位于臀中肌肌腱、臀小肌肌腱的浅侧,呈高回声带,向后与臀大肌筋膜、向前与阔筋膜张肌筋膜相延续。怀疑股骨大转子处弹响时,探头可横切放置在股骨大转子处,让患者做先内收、伸直髋关节继而屈曲髋关节,或先内收、内旋髋关节继而屈曲、外展髋关节的动作,同时观察髂胫束或臀大肌前部在股骨大转子处有无异常弹响。有时需要患者在站立位才能引发弹响。

（四）髋关节后部

髋后部检查通常并不列为常规髋部检查的项目,仅在患者有相应病史和症状时进行。重点检查的区域有腘绳肌腱、坐骨神经、坐骨结节滑囊等。坐骨神经检查详见周围神经章节。

1. 腘绳肌腱　患者俯卧,腿和膝伸直。腘绳肌由股二头肌的长头、半腱肌和半膜肌组成,起自坐骨结节,坐骨结节是臀后部超声检查的骨性标志结构,可从体表触及。探头可首先放置在坐骨结节上(图5-17),显示强回声的坐骨结节和其外侧的腘绳肌腱(图5-17,图5-18)。向下追踪探查(图5-19),可见由股二头肌长头肌腱 - 半腱肌腱形成的联合腱、半膜肌腱、坐骨神经形成的三角形结构(图5-19)。

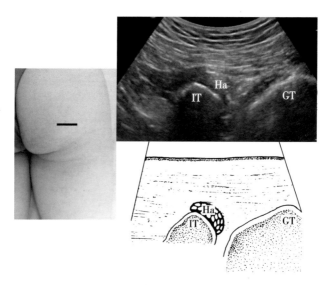

图 5-17　腘绳肌腱短轴声像图

Ha:腘绳肌腱;IT:坐骨结节;GT:股骨大转子

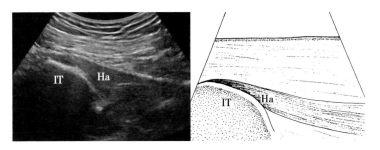

图 5-18　腘绳肌腱长轴声像图

Ha:腘绳肌腱;IT:坐骨结节

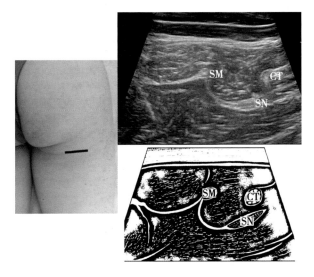

图 5-19　股二头肌长头肌腱 - 半腱肌腱联合腱声像图

CT:联合腱;SM:半膜肌腱;SN:坐骨神经

七、临床局限性及比较影像学

受检查深度及骨质的遮挡,超声检查对于部分髋关节腔内的病变、髋臼唇撕裂和盆腔出口处的坐骨神经病变等作用有限,因此,怀疑此类病变时,应建议患者进一步行 MRI 等其他检查。

第六章　发育性髋关节发育不良超声检查

发育性髋关节发育不良(developmental dysplasia of the hip, DDH)最初的名称为"先天性髋关节脱位(congenital hip dislocation,CDH)",之后人们逐渐认识到这一疾病并非仅是先天性,因而用"发育性"取代"先天性",同时从病理学角度考虑"发育不良"比"脱位"更为合适,因此 1992 年北美小儿矫形外科学会将 CDH 正式更名为 DDH。

DDH 是婴幼儿骨骼系统最常见的致残性疾病之一,通过早期筛查、规范化诊断和治疗可有效避免发生严重的后遗症。未及时诊断及干预治疗的 DDH 可能导致髋关节退化性疾病,从而成为 60 岁以下患者髋关节置换术最常见的原因之一。未及时发现的 DDH 治疗较困难,且很难保全髋关节功能。新生儿及婴幼儿髋关节主要由软骨构成,股骨头尚未骨化,X 线不仅有放射性损害,且很难准确显示髋关节结构形态。超声检查作为一种无创、安全、易行、费用较低、可动态观察的检查手段,是早期发现 DDH 的最普遍且最有用的影像学检查方法。

一、检 查 目 的

1. 观察髋关节及周围软组织解剖结构。
2. 观察髋关节软骨和骨性解剖结构。
3. 量化评估髋关节髋臼发育情况。

58

4. 评估股骨头与髋臼的相对位置及髋关节稳定性。

5. DDH 治疗后的连续随诊复查。

二、适　应　证

1. 体格检查或影像学检查发现髋关节有异常或可疑异常。

2. 有 DDH 家族史或遗传史。

3. 臀先露。

4. 羊水过少等其他胎产式因素。

5. 神经肌肉病变(如先天性肌肉斜颈和先天性足部畸形等)。

6. 监测应用 Pavlik 支具或其他固定装置治疗的 DDH 患儿。

7. DDH 超声检查没有绝对禁忌证。

三、检 查 时 间

婴幼儿一般应在出生后 4~6 周内接受超声检查,6 个月以内的婴幼儿髋关节超声检查结果最为可靠,如临床检查婴儿髋关节有可疑发现,则应尽早行超声检查。当幼儿股骨头骨化中心出现后,尤其是骨化中心声影明显遮挡后方结构时,超声检查的可靠性低于 X 线。

四、设　　备

推荐使用 5~7.5MHz 或更高频率线阵探头(不推荐使用梯形或扇形探头),在保证获得必要的超声诊断信息前提下,用尽可能小的声强和尽可能短的时间完成检查。

五、检查体位、检查方法及观察内容

1. 髋关节冠状切面　婴儿待检测下肢髋关节生理状态

（轻微屈曲 15°~20°）、轻度内收膝盖贴近身体中线。探头与身体长轴保持平行，声束垂直于骨盆矢状面，在股骨大转子处获得髋关节冠状切面标准声像图。依据声像图显示的解剖结构确定标准冠状切面：髋关节中央为股骨头，表现为内部散在点状中等回声的卵圆形低回声区；股骨头足侧为强回声的软骨和骨的结合部（股骨骺板）；股骨头内侧为强回声的由髂骨下支构成的骨性髋臼顶，股骨头外侧由高回声的滑膜皱襞、关节囊、盂唇和低回声的软骨性髋臼依次包绕，股骨头的头侧为强回声的骨性髋臼边缘及平直的髂骨外缘，以上解剖结构均应清晰显示。

　　Graf 检查法最早应用在髋关节标准冠状切面并对声像图进行测量，测量前确定：髂骨下支显示清晰，呈强回声突起；髂骨外缘平直呈线状强回声；盂唇显示清晰，呈三角形高回声（图 6-1）。

　　Graf 检查法测量：首先以平直的髂骨外缘为基线；然后以髋臼窝内髂骨下支与骨性髋臼顶的切线为骨顶线；确定骨缘

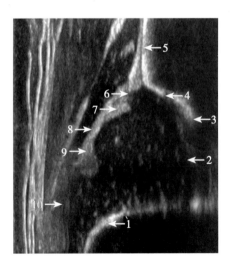

图 6-1　正常髋关节（Graf I 型）
1：股骨骺板；2：股骨头；3：髂骨下支；4：骨缘转折点；5：平直髂骨；
6：软骨性髋臼顶；7：盂唇；8：关节囊；9：滑膜皱襞；10：股骨大转子

转折点(骨性髋臼顶凹面向凸面移行处)和关节盂唇中心点，这两点相连形成软骨顶线。基线与骨顶线相交成 α 角，代表骨性髋臼发育的程度。基线与软骨顶线相交成 β 角，基线、骨顶线及软骨顶线三者很少相交于同一点，仅出现在骨性髋臼缘锐利的 Graf Ⅰ 型髋关节。α 角主要衡量骨性髋臼覆盖股骨头的程度，α 角小，表明骨性髋臼较浅。β 角代表软骨性髋臼的形态(图 6-2)。

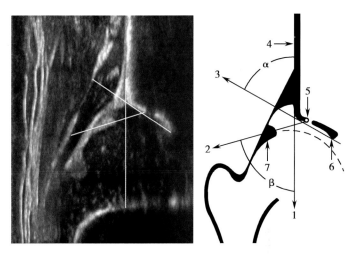

图 6-2　Graf 法测量示意图

1:基线;2:软骨顶线;3:骨顶线;4:平直髂骨;5:骨缘转折点;6:髂骨下支;7:盂唇

Graf 法依据髋关节标准冠状切面声像图，观察髋臼形态及股骨头与髋臼的位置关系，并测量 α 与 β 角度，将髋关节分为 4 大类型及 9 个亚型(表 6-1,图 6-3~ 图 6-8)。

Graf 法髋关节冠状切面标准声像图的 3 个重要标志分别为髂骨下支、平直的髂骨及盂唇，而Ⅲ型和Ⅳ型髋关节是脱位的髋关节，其骨性髋臼多发育不良，软骨髋臼顶、盂唇变形，难以准确显示，以致难以准确获得测量所要求的标准切面声像图，因而Ⅲ型和Ⅳ型髋关节的判定主要依据股骨头与髋臼相对位置;依据骨缘区及软骨髋臼顶、盂唇等的形态等而并非测量角度。

表 6-1   髋关节 Graf 分型

髋关节 Graf 分型		骨性臼顶（α 角）	骨缘区	软骨臼顶（β 角）	月龄
Ⅰ型		发育良好 α≥60°	锐利／稍钝	覆盖股骨头良好	任何月龄
Ⅱ型	Ⅱa(+)型	发育充分 50°≤α≤59°	圆钝	覆盖股骨头良好	0~12 周
	Ⅱa(−)型	有缺陷 50°≤α≤59°	圆钝	覆盖股骨头良好	6~12 周
	Ⅱb 型	有缺陷 50°≤α≤59°	圆钝	覆盖股骨头良好	>12 周
	Ⅱc 型	严重缺陷 43°≤α≤49°	圆钝或较平直	部分覆盖股骨头 β<77°	任何月龄
	D 型	严重缺陷 43°≤α≤49°	圆钝或较平直	移位 β>77°	任何月龄
Ⅲ型	Ⅲa 型	发育差 α<43°	较平直	头侧移位，软骨臼顶回声及结构没有改变	任何月龄
	Ⅲb 型	发育差 α<43°	较平直	头侧移位，软骨臼顶回声及结构改变	任何月龄
Ⅳ型		发育差 α<43°	较平直	足侧移位，软骨臼顶回声及结构改变	任何月龄

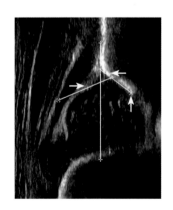

图 6-3　Graf Ⅱa 型髋关节

髋关节骨缘区(←)稍钝，α 角 57°；β 角 63°；→:盂唇；↑:髂骨下支

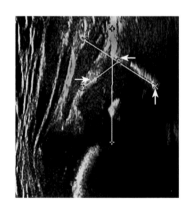

图 6-4　Graf Ⅱb 型髋关节

髋关节骨缘区(←)稍钝，α 角 57°；β 角 56°；→:盂唇；↑:髂骨下支

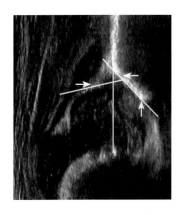

图6-5　Graf Ⅱc 型髋关节

髋关节骨缘区(←)较圆钝,α 角
46°;β 角 75°;→:盂唇;↑:髂骨下支

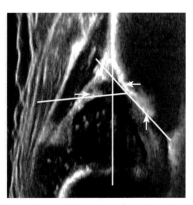

图6-6　Graf D 型髋关节

髋关节骨缘区(←)较平直,α 角 45°;
β 角 85°;→:盂唇;↑:髂骨下支

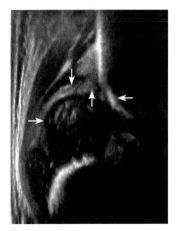

图6-7　Graf Ⅲ型髋关节

髋关节骨缘区(←)较平直,股
骨头(→)向髋臼外上侧移位,
软骨性髋臼顶(↑)和盂唇(↓)
被股骨头顶起,向头侧移位,回
声增强

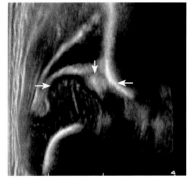

图6-8　Graf Ⅳ型髋关节

髋关节骨缘区(←)较平直,股骨
头(→)向髋臼外上侧移位,软骨性
髋臼顶和盂唇(↓)被挤压在股骨头
与骨性髋臼外缘之间,向足侧移位,
回声增强

2. 髋关节屈曲横切面　婴儿仰卧位或侧卧位,髋关节屈曲 90°,探头平行于股骨长轴,做髋关节横切面(声束与骨盆水平面平行),切面需清晰显示股骨干长轴、股骨头、髋臼及盂唇(图 6-9,图 6-10)。正常图像显示股骨头与髋臼窝无间隙的紧密接触。显示此图像后,在婴儿放松状态下,保持婴儿髋关节屈曲 90°,活动婴儿大腿,推压髋关节外展和内收等(类似 Ortolani 试验和 Barlow 试验),从而评估髋关节是否稳定(图 6-11)。

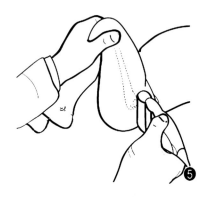

图 6-9　髋关节屈曲横切面体位示意图

婴儿仰卧位,髋关节屈曲 90°,探头平行于股骨长轴,做髋关节横切面

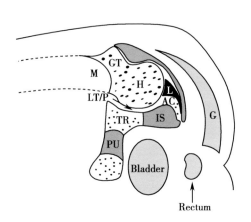

图 6-10　髋关节屈曲横切面解剖示意图

Ac:软骨性髋臼;G:臀肌;GT:大转子;H:未骨化的股骨头;Is:坐骨;L:盂唇;LT/P:圆韧带 / 脂肪组织;M:股骨;Pu:耻骨;Tr:Y 形软骨

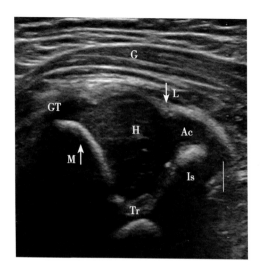

图 6-11　髋关节屈曲横切面声像图

G:臀肌;H:未骨化的股骨头;Is:坐骨;L:盂唇;M:股骨干骺端;Tr:Y 状软骨;Ac:软骨性髋臼;GT:股骨大转子

　　髋关节屈曲横切面扫查(Harcke 检查法),是观察婴儿放松状态下和有外力推压婴儿髋关节活动状态下股骨头与髋臼的相对位置,可将髋关节描述为:稳定髋关节(放松状态下股骨头位于髋臼内;推压及内收髋关节时,股骨头仍位于髋臼内,与髋臼窝紧密接触);松弛髋关节(婴儿多小于 4 周,放松状态下股骨头位于髋臼内;推压及内收髋关节时,股骨头仍位于髋臼内,但股骨头与髋臼窝之间可出现轻微分离);半脱位髋关节(推压及内收髋关节时,股骨头与髋臼窝明显分离,但股骨头仍部分位于髋臼内);加压可脱位髋关节(推压及内收髋关节时,股骨头可脱出髋臼外);脱位可复位髋关节(放松状态下股骨头位于髋臼外,外展髋关节,股骨头可自髋臼外复位至髋臼内);脱位不可复位髋关节(放松状态下股骨头位于髋臼外,外展髋关节,股骨头不能复位至髋臼内)。但需特别注意:当婴儿佩戴 Pavlik 支具或其他固定装置时,不宜进行髋关节推压检查,除非临床医师有此方面特殊要求。

六、总　　结

　　DDH 超声检查应将评估髋关节形态的静态检查法和髋关节稳定性的动态检查法结合应用,这样将使检查结果更为客观准确。因为以往研究证实,形态学正常的髋关节也可能不稳定、形态学异常的髋关节也可能相对稳定。因此,在一份完整的髋关节超声检查报告中,应该既包括对髋关节形态学的描述和相关测量、股骨头位置的描述,也包括对髋关节稳定性的描述,综合评估髋关节的形态结构和稳定性,从而能更客观地指导临床诊断和治疗。

第七章　膝关节超声检查

一、检 查 目 的

判断膝关节腔内有无积液或滑膜增生,膝关节周围肌腱、韧带、肌肉有无损伤,膝关节腔内及其周围软组织有无占位性病变、血管和神经有无异常等。

二、适 应 证

1. 膝关节肿胀、疼痛或活动障碍。
2. 膝关节周围发现肿块者。
3. 膝关节活动局部有弹响者。
4. 怀疑骨性关节炎、类风湿关节炎或其他病因所致的关节炎者。

三、仪　　器

检查膝关节前部、内侧和外侧时,可用 10MHz 以上的线阵探头,检查腘窝时,可用 5~10MHz 左右的线阵探头或凸阵探头。

四、体　　位

膝关节的检查可分为前区、内区、外区和后区,各区域的检查应选择相应的体位以充分暴露被检查的区域,并注意在紧张和松弛状态下观察肌腱或韧带的声像图特征,推荐双侧对照检查。

五、主要观察内容与检查方法

(一)膝前区

检查时患者仰卧位,膝下垫一软枕以使膝关节轻度屈曲,此体位下股四头肌腱和髌腱呈紧张状态。

检查内容主要包括股四头肌腱、髌上囊、膝关节前部隐窝、髌腱、髌前区滑囊、股骨滑车处软骨、前交叉韧带。股骨内外侧髁软骨、前交叉韧带不作为常规检查项目,可根据临床需求进行检查。

1. 股四头肌腱、髌上囊和膝关节前部隐窝　以髌骨作为体表标志,探头纵切置于髌骨上端显示股四头肌腱长轴切面(图 7-1),可见其远端附着于髌骨上缘。内呈三层结构:浅层为股直肌腱,中层为股内侧肌腱和股外侧肌腱构成,深层由股中间肌腱构成。各层之间可见高回声的分隔。但有时分层表现也可不明显。股四头肌腱的后方即为髌上囊,其位于髌骨上方、股四头肌腱深部,前方为股四头肌腱后脂肪垫、后方为股骨前脂肪垫(图 7-2)。纵切时,探头可从内侧向外侧扫查,以检查整个髌上囊和股四头肌腱。膝关节腔前部积液除位于股四头肌

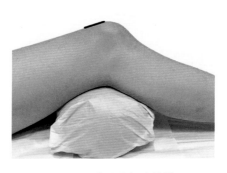

图 7-1　体位和探头位置

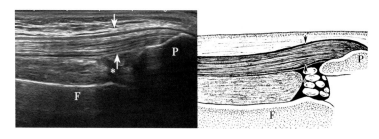

图 7-2　膝关节前上部声像图
P:髌骨;F:股骨;*:髌上囊;箭:股四头肌腱

腱后方外,还可位于髌骨两侧隐窝,分别位于髌骨内侧支持带和外侧支持带的深方(图 7-3),应注意对该部位的检查。

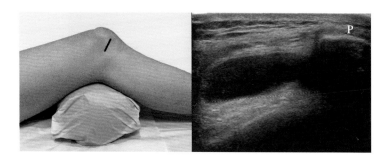

图 7-3　膝关节外侧隐窝积液
P:髌骨

注意事项:

(1) 膝关节轻度屈曲位,并适度调整探头方向使声束与肌腱垂直,可改善股四头肌腱的各向异性伪像。

(2) 检查髌上囊时,膝关节屈曲 30°~45°有利于其内积液的观察。观察髌内侧和外侧隐窝内积液时,可在膝关节不同屈曲角度时进行观察。除积液外,还应注意观察囊内有无滑膜增生、关节游离体或其他囊实性病变。

2. 髌腱　膝关节轻度屈曲(30°~45°)。探头纵切放置在髌骨下方的中线(图 7-4),可显示髌腱的近中段,向下方移动探头可检查髌腱的下段及其胫骨粗隆的附着点(图 7-5)。髌腱较宽,所以检查时应从内向外移动探头以检查整个髌腱。

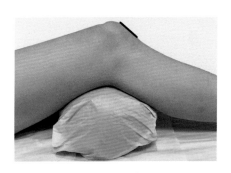

图 7-4 体位和探头位置

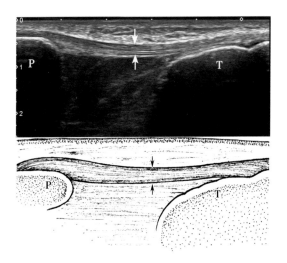

图 7-5 膝关节髌腱声像图

箭:髌腱;P:髌骨;T:胫骨粗隆

然后探头旋转 90°横切面检查髌腱(图 7-6)。检查时应注意使声束垂直于肌腱以避免各向异性伪像的产生。

检查髌腱时,应注意对其起点或止点处进行重点检查,因肌腱病常发生于肌腱的起、止点处。除进行灰阶超声检查外,还要对病变处进行能量多普勒检查,以观察局部血流状况。检查血流时,应在肌腱松弛状态下进行,因肌腱紧张时可影响超声对局部血流的显示。另外还要注意探头切勿加压。

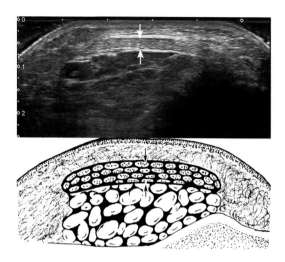

图 7-6 横切面显示髌腱短轴声像图（箭）

痛风常累及髌腱,因此对于高尿酸血症患者应注意观察髌腱内有无尿酸盐结晶沉积。

3. 髌内侧支持带和髌外侧支持带 超声检查髌骨支持带时,探头横切面放置在髌骨上半部分与股骨内上髁或外上髁之间(图 7-7),正常时其表现单层或双层状结构。髌内侧和外侧支持带显示位于髌骨内、外侧缘与股骨内、外侧髁之间的带状高回声(图 7-8,图 7-9)。髌内侧支持带起自髌骨内侧上段,向内侧跨越膝内侧副韧带上段,止于股骨内上髁与收肌结节之间,是髌股关节内侧最重要的支持结构。

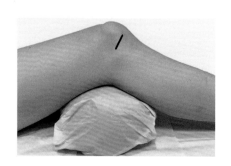

图 7-7 体位和探头位置

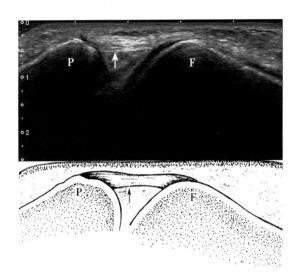

图 7-8 髌骨内侧支持带声像图(箭)
P:髌骨;F:股骨内侧髁

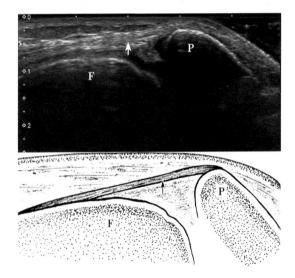

图 7-9 髌骨外侧支持带声像图(箭)
P:髌骨;F:股骨外侧髁

4. 膝前部滑囊　该部位的滑囊包括髌前滑囊、髌下浅滑囊和髌下深滑囊(图 7-10,图 7-11)。髌前滑囊为皮下滑囊,位

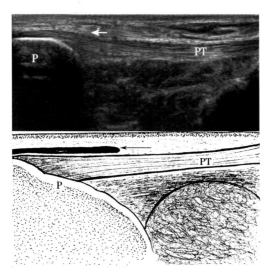

图 7-10　髌前皮下囊声像图(箭)
P:髌骨;PT:髌腱

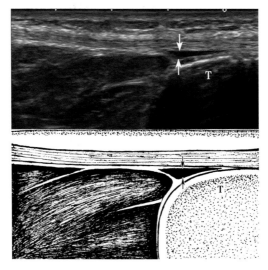

图 7-11　髌下深囊声像图(箭)
T:胫骨

于髌骨下段和髌腱上 1/3 与皮下组织之间。髌下浅囊位于髌腱下段与皮下之间,髌下深囊位于髌腱深方与胫骨之间。正常情况下,髌下深囊内可见少量积液,不要误诊为滑囊炎。检查皮下滑囊时,探头一定要轻放,否则少量积液将会被挤压到别处。

注意事项:

(1)髌腱和股四头肌腱均无腱鞘,因此该处不应该出现腱鞘炎的诊断。

(2)检查皮下滑囊时,探头应轻放,以避免挤压滑囊。

5. 关节软骨　检查膝关节软骨时,膝关节完全屈曲,以使股骨滑车处软骨暴露出来。探头横切放置在髌骨的近侧以检查覆盖股骨滑车处的软骨。正常关节透明软骨超声上显示为边界清楚的低回声带,且髁间窝处的软骨最厚,股骨内外侧髁处的软骨稍薄(图 7-12)。关节软骨的厚度差异较大,因此可通过双侧对比检查以判断关节软骨是否存在异常。关节有炎症时,膝关节屈曲可能受限,此时,对侧膝关节可采用与患侧相同的屈曲角度。

检查关节软骨时,除观察软骨的厚度外,还应注意软骨内有无异常回声。焦磷酸钙沉积病时,于关节软骨内可见与软

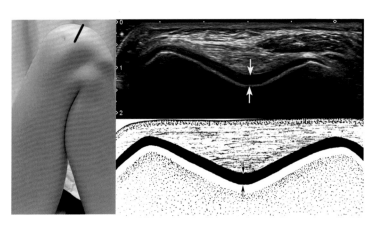

图 7-12　股骨滑车处软骨声像图(箭)

骨下骨平行的、但又与后者并不相连的粗线状高回声。痛风时,于关节软骨表面可见尿酸盐结晶沉积呈强回声。

6. 膝前交叉韧带 检查前交叉韧带需要膝关节屈曲位,以显示髁间窝的前部和减少骨性结构的重叠。膝关节屈曲的范围可从 45° ~60°到膝关节完全屈曲。膝关节屈曲位时可显示前交叉韧带的中远段(图 7-13)。但急性创伤后由于膝关节韧带损伤或关节腔内有积血,膝关节屈曲可能受限。前交叉韧带由于位置较深,可用 5MHz 的线阵或凸阵探头进行检查。探头方向应沿前交叉韧带的长轴走向,即探头应放在髌下正中线的内侧,探头的上端向外、下端向内旋转约 30°。

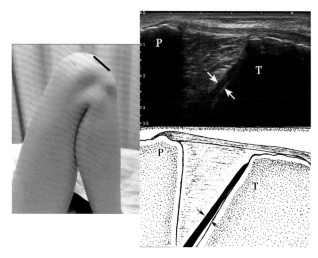

图 7-13 前交叉韧带声像图(箭)
P:髌骨;T:胫骨上端

前交叉韧带由于位置较深,且部分结构受骨质的遮挡而无法显示,使超声在前交叉韧带的应用价值受到限制。MRI可作为诊断前交叉韧带病变的首选影像学手段。

(二) 膝关节内侧

检查膝关节内侧时,患者可侧卧、膝关节伸直,亦可仰卧位、小腿外旋。检查内容主要包括膝内侧副韧带、内侧半月板的体部、股胫关节内侧和鹅足腱止点等。在膝关节水平冠状切面检查膝内侧副韧带和内侧半月板。

1. 膝内侧副韧带　检查时,探头纵切放置在膝内侧(图7-14)。内侧副韧带超声显示为三层结构:浅层为偏高回声,为内侧副韧带浅层,厚 2~4mm,宽 1~2cm,长 12cm;中间呈低回声,为脂肪组织或内侧副韧带滑囊;深层为偏高回声,为内侧副韧带深层,包括股骨 - 半月板韧带和半月板 - 胫骨韧带(图7-14)。内侧副韧带浅层的上端附着在股骨收肌结节前下方及股骨内上髁。股骨内上髁为股骨内侧的一个小的骨性隆起,位于膝关节上方约 3cm 处。检查时应注意从前向后依次扫查整个膝内侧副韧带,避免遗漏病变。

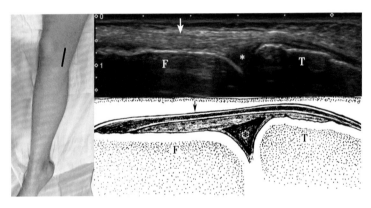

图 7-14　膝关节内侧副韧带声像图
F:股骨内上髁;T:胫骨内侧髁;箭:膝内侧副韧带;*:内侧半月板

2. 内侧半月板　内侧半月板位于股骨与胫骨之间,因其内为纤维软骨而在超声上呈高回声(图7-15)。超声检查时膝关节轻度外翻,可使关节间隙打开,从而能更好地显示内侧半月板。正常半月板呈高回声,纵切面上呈三角形,三角形的尖部朝向关节内;底部紧邻呈线状偏高回声的关节囊。显示内侧半月板体部后,将探头继续向前移动,以显示半月板前角。超声检查半月板时,还应注意其内有无异常回声。焦磷酸钙

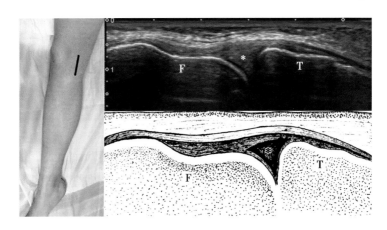

图 7-15 膝内侧半月板声像图
F:股骨内上髁;T:胫骨内侧髁;*:内侧半月板

沉积病时,于半月板内可见强回声钙化沉积;痛风时,半月板内可见尿酸盐沉积呈强回声。

3. 鹅足腱 鹅足腱由缝匠肌、半腱肌及股薄肌的肌腱共同组成,鹅足腱在胫骨的附着处位于膝内侧副韧带胫骨附着处的前下方。膝内侧副韧带浅层的最远端为寻找鹅足腱的解剖标志。在胫骨附着处超声难以将这三个肌腱区别开来。检查时首先显示膝内侧副韧带胫骨远端附着处,在其浅侧可见鹅足腱的横断面,呈小的椭圆形结构(图 7-16),此时将探头上端向后旋转 45°后,可显示鹅足腱的长轴(图 7-17)。鹅足腱滑囊位于鹅足腱远端与胫骨之间。滑囊炎时,局部可见无回声积液,探头加压时可见积液形态发生改变。

(三) 膝关节外侧

检查膝关节外侧时,患者可采用以下体位之一:膝关节伸直并内旋;身体侧卧,膝关节外侧朝上;俯卧位以检查膝后外侧结构。检查内容从前往后有:髂胫束、腘肌腱的起点、膝外侧副韧带和股二头肌腱。

膝外侧超声检查时,可利用一些骨性标志进行定位。此处的主要解剖学标志有胫骨的 Gerdy 结节和股骨外侧髁的腘

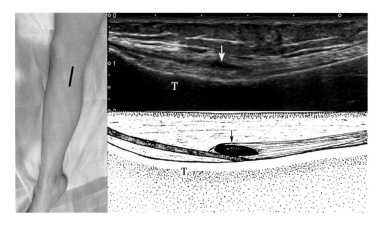

图 7-16　膝内侧鹅足腱短轴声像图(箭)
T:胫骨

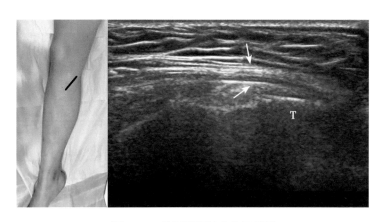

图 7-17　鹅足腱长轴声像图(箭)
T:胫骨

肌腱沟等。

1. 髂胫束　检查时,可首先触及胫骨近端的 Gerdy 结节(胫骨外上髁结节),探头置于此处(图 7-18),可显示附着于 Gerdy 结节的髂胫束。声像图呈较高回声的纤维状结构(图 7-18)。髂胫束的下 1/3 段与股骨外侧髁的外侧面相邻,其间有一滑囊。由于髂胫束伸膝时向前移动,屈膝时向后移动,该处滑囊有助

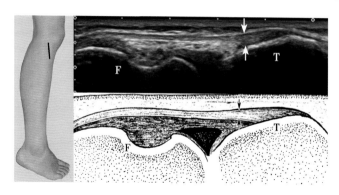

图 7-18 髂胫束远段声像图(箭)

T：Gerdy 结节；F：股骨

于减少两者之间的摩擦。髂胫束摩擦综合征时，可见该滑囊内出现积液，有时可伴有髂胫束的增厚、回声减低。髂胫束于Gerdy 结节止点处可发生肌腱病，表现为局部增厚、回声减低，诊断时应注意与对侧比较，并结合患者的临床症状。

2. 膝外侧副韧带、股二头肌腱和胭肌腱 膝外侧副韧带屈膝时韧带松弛，伸至 150°时开始紧张，伸直时最紧张。因此膝关节伸直并呈内翻可使韧带紧张，有助于超声检查。外侧半月板体部和外侧股胫关节位于这些结构的深部。

膝外侧副韧带和股二头肌腱均附着于腓骨头，二者呈"V"字形排列，膝外侧副韧带上段偏前，股二头肌腱上段偏后，腓骨头是重要的解剖学标志(图 7-19)。正常膝外侧副韧带呈一薄的、带状的等回声结构，厚约 2~3mm，其远端腓骨头附着处显示稍增厚，回声欠均匀，与股二头肌腱的交叉以及各向异性伪像有关(图 7-20，图 7-21)。

胭肌在胭肌腱沟内的部分较易显示，但其远段由于位置较深显示较为困难。检查时可利用一个重要的标志结构——胭肌腱沟，其为股骨外上髁下方的一个骨性凹陷，胭肌腱止于此处。检查时探头放在膝关节外侧的偏后部，冠状扫查可显示胭肌腱(图 7-22)。当声束不垂直于胭肌腱时，肌腱可呈低回声。痛风常累及胭肌腱，痛风石形成时，超声表现为肌腱内

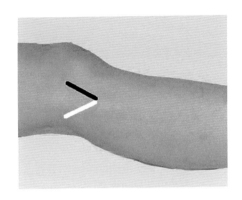

图 7-19　体位和探头位置

白色位置检查股二头肌腱;黑色位置检查外侧副韧带

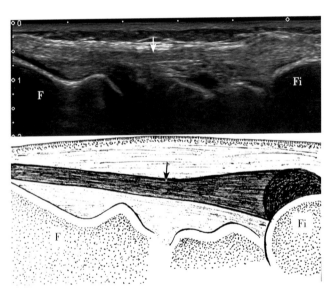

图 7-20　膝外侧副韧带声像图(箭)

Fi:腓骨头;F:股骨外上髁

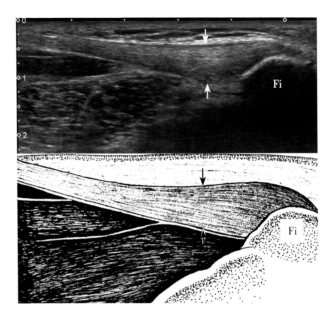

图 7-21 股二头肌腱声像图(箭)

Fi:腓骨头

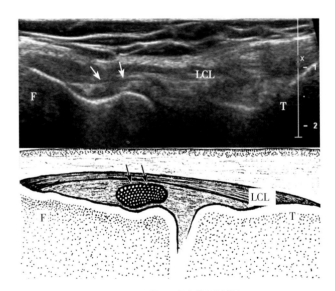

图 7-22 腘肌腱声像图(箭)

F:股骨外上髁;T:胫骨;LCL:膝外侧副韧带

可见强回声区,周边可见无或低回声晕环。

3. 近侧胫腓关节   近侧胫腓关节(图 7-23)的前部或后部可发生滑膜囊肿或腱鞘囊肿,有时在囊肿与关节之间可见狭窄的颈部。近侧胫腓关节前部的囊肿可沿腓骨颈部的前外侧扩展而压迫腓总神经。

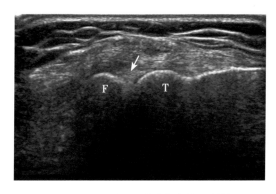

图 7-23   近侧胫腓关节声像图(箭)

F:腓骨上端;T:胫骨上端

注意事项:

(1) 膝外侧超声检查时,应注意腓骨头和股骨外上髁等骨性解剖标志的识别。

(2) 膝关节外翻位时,膝外侧副韧带松弛。检查时可将膝关节伸直并放置于对侧小腿上以使韧带紧张。

(3) 正常外侧半月板体部可回声不均匀。

(四) 膝关节后部

膝关节后部主要是腘窝结构。患者可采用俯卧位,踝部可垫一软枕。检查内容包括腘动脉、腘静脉、胫神经、腓肠肌的内外侧头、半膜肌腱远段和小腿筋膜等。腘动脉、腘静脉、胫神经排列的顺序一般为从深至浅、从内至外。

1. 腓肠肌内侧头 - 半膜肌腱滑囊   于腓肠肌内侧头与半膜肌腱之间有一滑囊,称为腓肠肌内侧头 - 半膜肌腱滑囊(图7-24)。正常情况下,该滑囊仅有少量滑液。滑囊异常扩张时,

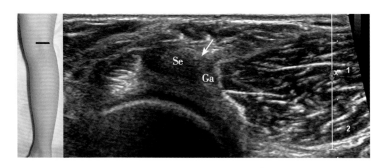

图 7-24　腓肠肌内侧头 - 半膜肌腱滑囊声像图（箭）

Ga：腓肠肌内侧头；Se：半膜肌腱

形成 Baker 囊肿。

2. 半月板、半膜肌腱　探头在膝后内侧矢状切，在胫骨半膜肌腱沟的上方，可显示内侧半月板的后内侧，呈三角形的高回声结构（图 7-25）。此部位的半月板应仔细检查，因为是半月板撕裂的好发部位。半膜肌腱下端主要附着在胫骨的后

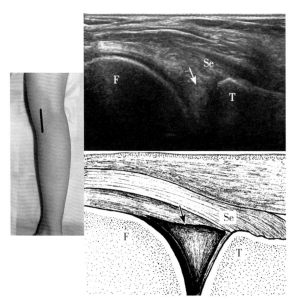

图 7-25　膝内侧半月板后角声像图（箭）

Se：半膜肌腱；F：股骨；T：胫骨

内侧。检查时探头冠状切面放置在膝关节内侧的后 1/3,可显示胫骨骨皮质的一个局部凹陷,为半膜肌腱沟,为半膜肌腱的附着部位。

3. 后交叉韧带　检查后交叉韧带时,可适当降低探头频率。将探头纵切放置在腘窝中线,股骨远端后部和胫骨近端为解剖学标志,然后探头近端向内侧旋转 30°左右(检查右侧膝关节时为逆时针旋转,检查左侧膝关节时为顺时针旋转),并略微向内侧或外侧移动探头以显示整个后交叉韧带。正常后交叉韧带长轴上显示为位于髁间窝后部的低回声带状结构(图 7-26)。由于其周围为关节腔内的呈高回声的脂肪组织,因此其边界较为清楚。长轴切面上,其胫骨端较其股骨起点处显示得清楚。然后,探头旋转 90°横切面检查,并从内上往外下移动以检查整个韧带。此区域还可观察膝关节后隐窝。

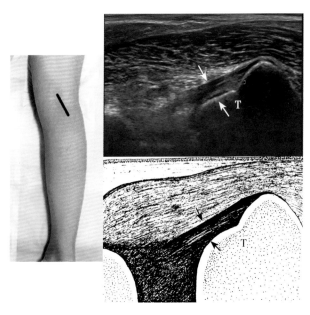

图 7-26　膝后交叉韧带声像图(箭)
T:胫骨

4. 髁间窝 探头放在腘窝中部,横切显示股骨内外髁之间的髁间窝,髁间窝呈高回声,其内为前交叉韧带和脂肪组织(图7-27)。前交叉韧带近端位于髁间窝的外侧壁,损伤后可导致该处出现低回声的积液或血肿。

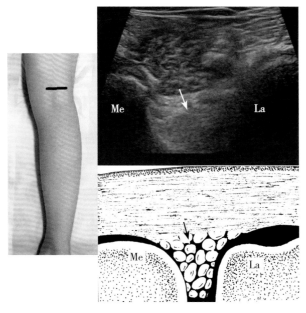

图7-27 股骨髁间窝声像图(箭)

Me:髁间窝内侧壁;La:髁间窝外侧壁

六、临床局限性

膝关节的半月板、关节软骨和前交叉韧带由于位置较深或受骨骼遮挡,超声检查不能显示其全貌,因此不作为此类结构的可靠检查手段。

第八章　足踝关节超声检查

一、检 查 目 的

对踝部和足部关节及其附属结构(包括关节腔、关节软骨、骨皮质、肌腱、韧带、滑囊)、软组织(皮肤、皮下组织、肌肉、周围神经)病变进行评价,并对可能的病因做出提示性诊断。

二、适 应 证

1. 软组织损伤和炎症。
2. 肌腱和韧带损伤。
3. 关节炎,关节积液,滑膜病变。
4. 关节内软骨病变(晶体沉积性疾病)。
5. 软组织包块、组织肿胀。
6. 神经卡压。
7. 关节内游离体。
8. 某些特殊的骨骼损伤。
9. Morton's 神经瘤。
10. 足底筋膜炎。
11. 异物。
12. 其他异常等。

三、仪　　器

足与踝部超声检查一般采用线阵高频超声检查,常用的探头频率在 10MHz 左右。对于跖趾关节等小关节的和表浅的皮下结节检查,也可以选用更高频率的探头。

由于踝关节处于中立位时,线阵探头经前方扫查胫距关节时常常耦合不良,这种情况下也可以选择高频小凸阵探头辅助扫查。

四、检 查 体 位

足部和踝部扫查时,各关节的起始体位应该处于中立位。扫查过程中应该随时根据需要改变关节的位置。

踝前区检查采取仰卧位,屈膝,足底平放于检查床,检查过程中可以适度跖屈以充分显示关节腔。踝内侧区检查采取仰卧位,屈膝,足底平放于检查床。踝外侧区检查采取仰卧位,屈膝,足底朝向检查床,轻度倒置位。踝后区检查采取俯卧位,足置于检查床尾足尖下垂。

足底和足前区小关节检查的体位无特殊要求,能够充分显示检查区域即可。

五、主要观察内容

超声检查的内容应该根据临床表现有选择性地进行,下面所述的检查内容是系统检查的所含内容。实际临床应用中应该结合患者的临床表现和临床医师的实际需求选择。

一般将踝关节的检查分为四个区域,即前、后、内和外等,检查时根据具体需要进行取舍。足部检查以临床表现决定检查内容,如:关节检查重点排除关节滑膜病变及周围韧带,足底则重点检查足底筋膜,足部包块重点排除 Morton's 神经瘤或腱鞘囊肿等。

1. 踝前区　检查采取仰卧位,屈膝,足底平放于检查床。检查内容包括:肌腱、胫距关节前陷窝,胫距关节囊和胫腓前韧带。

踝前区肌腱应分别观察长轴和短轴,从近侧端肌肉和肌腱连接处追踪至肌腱远端止点(附着点)处。从内向外,依次为胫骨前肌腱、𧿹长伸肌腱和趾长伸肌腱。

关节前陷凹处探查关节积液。

关节囊前壁附着于胫骨前缘和距骨颈部,呈线状强回声。

胫腓前韧带:外踝上内侧,在远端胫骨和腓骨之间。扫查时可采用向内上 10°~15° 的斜横断面。

2. 踝内侧区　检查采用仰卧位,屈膝,足底平放于检查床。检查过程中可以适度采用足外翻,可以充分显示韧带。检查内容包括肌腱、胫神经和三角韧带。

踝内侧区肌腱,从前向后,依次为胫后肌腱、趾长屈肌腱和𧿹长屈肌腱。应分别观察长轴和短轴,从近侧端肌肉和肌腱连接处追踪至肌腱远端止点(附着点)处。检查过程中应始终注意调整探头角度,使声束与观察目标垂直以避免各向异性伪像。

胫神经检查:在内踝水平,位于前侧的趾长屈肌腱和后方的𧿹长屈肌腱之间。与胫后动脉伴行,找到神经后从近侧至远端追踪其走向。

三角韧带,观察其长轴走向,从内踝分别至足舟骨、距骨和跟骨。

3. 踝外侧区　检查采用仰卧位,屈膝,足底朝向检查床,轻度倒置位,足尖轻度内收。检查内容包括肌腱、韧带。

在外踝水平的横断面可看到腓骨长肌腱和腓骨短肌腱,再分别观察其长短轴,从近侧端肌肉和肌腱连接处(外踝上方)追踪至肌腱远端止点处。腓骨长肌腱在骰骨沟转向内侧,止于第一跖骨和内侧楔骨。腓骨短肌腱止于第五跖骨。止点处可采用俯卧位观察足底。

踝外侧区的韧带检查,探头置于外踝尖处,向前前、后斜水平位分别显示距腓前和距腓后韧带;后斜垂直位显示跟腓韧带。

4. 踝后区　采用俯卧位,足置于检查床尾,足尖下垂。检查内容主要是跟腱和周围的滑囊。

跟腱应分别从长短轴观察,从起始端肌肉(三头肌)-肌腱附着部至止于跟骨后内缘处。做背屈和拉伸动作,动态观察其有无部分撕裂。

跖肌腱位于跟腱内侧,止于跟骨内后缘。部分人缺如,为正常变异。

跟骨后滑囊:位于跟腱与跟骨上缘之间。

5. 足底　检查主要内容为足底筋膜。足底筋膜是足底维持足弓的厚的致密结缔组织,起自跟骨结节,向前止于跖骨头,前部分叉,大致呈三角形。足底检查内容还包括足底的肌肉。

6. 趾间　超声检查包括趾间滑囊和网状间隙。Morton's神经瘤位于趾间网状间隙,注意与滑囊进行鉴别。

7. 跗骨关节　包括距骨、舟骨、骰骨和楔骨间关节,这些关节均是微动关节。检查内容包括关节间隙有无增宽、关节囊和关节周围的细小韧带。

8. 跖趾关节　检查包括关节前后的侧面,检查内容包括关节囊、关节积液、关节内软骨和关节周围骨侵蚀(具体内容请参阅类风湿关节炎的相关内容)。跖趾关节检查时还要注意籽骨的情况。

六、检查方法和正常声像图

1. 踝前区伸肌肌腱　患者平卧于检查床上,膝弯曲45°,足底平放。探头横断分别向上和向下扫查显示胫骨前肌腱、姆长伸肌腱和趾长伸肌腱。同时观察胫前动脉和邻近腓深神经(图8-1)。

同时要检查上伸肌支持带和胫骨前肌腱位于远侧和内侧的附着点。顺着胫骨前肌腱显示其位于第一楔骨的止点(图8-2)。

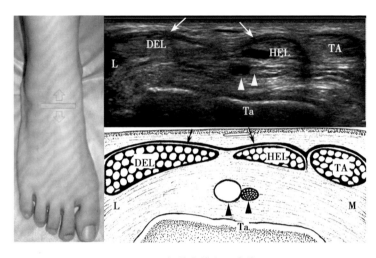

图 8-1   踝部前方横断面声像图

DEL:趾长伸肌;HEL:跚长伸肌;TA:胫前肌;白箭:伸肌支持带;Ta:距骨;三角箭头:足背动脉与腓深神经;L:外侧;M:内侧

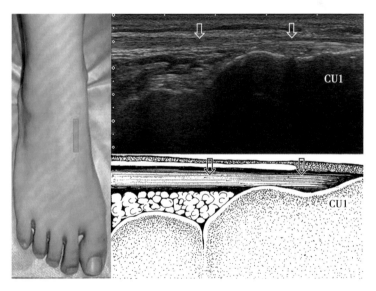

图 8-2   踝部前方,胫前肌肌腱止点处长轴声像图

空心箭:胫前肌肌腱;CU1:第一楔骨

2. 胫距关节前陷窝　探头纵向置于胫距关节背侧中部,关节处于中立位。动态扫查时,关节前陷窝内的液体可以在关节过度跖屈时流走。通过向内外移动探头位置可显示 60%~70% 的距骨穹顶表面,用于评估距骨表面的软骨(图8-3)。此时也可以选用高频凸阵探头。

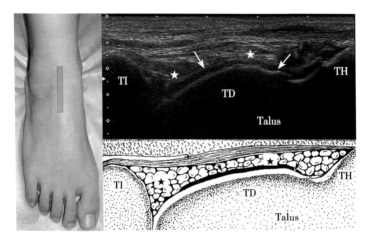

图 8-3　踝部前方、胫距关节前陷窝声像图
TI:胫骨下端;Talus:距骨;TD:距骨顶;TH:距骨颈;箭:关节前陷窝(注意下面距骨顶低回声透明软骨);★:前脂肪垫

3. 胫腓前韧带　探头一端置于外踝的内侧前缘,另一端轻微斜向上(约 10°左右)即可显示胫腓前韧带(图8-4)。

4. 距腓前韧带　患者平卧于或坐于检查床上,足底平放,可轻微内翻。探头一端置于外踝的内侧前缘,另一端向前,探头大致与检查床平行,即可显示距腓前韧带。也可以在内踝处置一小垫,小腿向内侧旋转,能更充分显示距腓前韧带(图8-5)。

超声前抽屉实验:为鉴别距腓前韧带的撕裂是部分性还是完全性,还必须在检查过程中施行前抽屉实验。将足垂于床侧,检查者向前下侧拉动足部,同时观测距腓前韧带断端的变化,断端距离变大,提示为完全性撕裂(图8-6)。

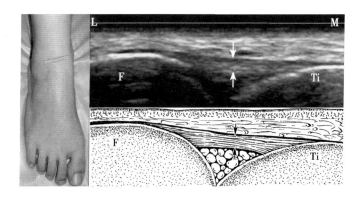

图 8-4 胫腓前韧带声像图

F:腓骨(外踝);Ti:胫骨;箭:胫腓前韧带;L:外侧;M:内侧

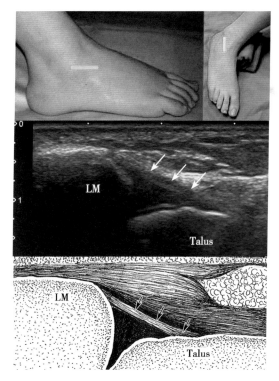

图 8-5 距腓前韧带声像图

LM:腓骨(外踝);Talus:距骨;箭:距腓前韧带

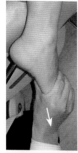

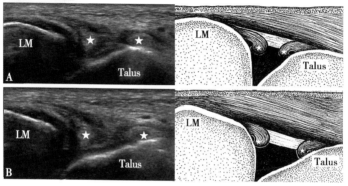

图 8-6　距腓前韧带声像图(前抽屉试验)

A. 中立位;B. 抽屉试验(见断端间距离延长)。LM:腓骨(外踝):Talus:距骨:★:距腓前韧带的断端

5. 跟腓韧带　患者平卧于或坐于检查床上,足于中立位置于检查床上并轻微内翻。探头一端置于外踝的中部下缘,另一端向下大致与足底垂直。这一位置同时可以显示腓骨长肌和腓骨短肌的肌腱位于跟腓韧带的前方。动态超声检查显示,中立位时,跟腓韧带呈屈曲状,背屈位时被拉直(图 8-7)。

6. 外踝处腓骨肌腱　探头置于外踝后面横断显示腓骨长、短肌的肌腱。由于这些肌腱在这一位置呈弧形弯曲,因此侧动探头使声束垂直于肌腱束可以避免各向异性效应导致的回声减低。在外踝的后下区域向上、向下继续追踪扫查腓骨长、短肌的肌腱,范围不小于 5cm(图 8-8)。腓骨短肌应该追踪至其位于第五跖骨底部的止点处(图 8-9)。

怀疑肌腱脱位时,检查者要在患者足被动背屈外翻过程中实时观察肌腱向前内侧滑动,严重者越过外踝至外踝前方。

7. 内踝处的肌腱(胫后肌腱、趾长屈肌腱和姆长屈肌

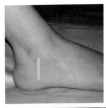

图 8-7　跟腓韧带声像图

A. 中立位;B. 背屈位。箭:跟腓韧带;Ca:跟骨外侧缘;LMF:腓骨(外踝);1:腓骨长肌腱;2:腓骨短肌腱

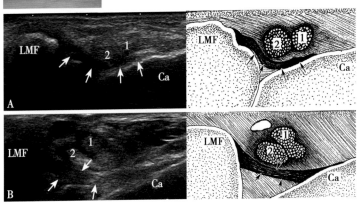

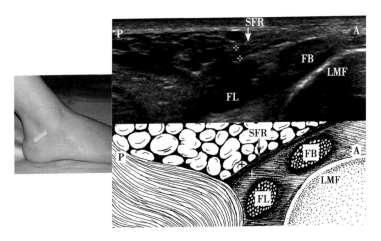

图 8-8　腓骨长短肌肌腱短轴声像图

FL:腓骨长肌肌腱;FB:腓骨短肌肌腱;LMF:腓骨(外踝);白箭:腓骨肌支持带(SFR,两"+"间距代表其厚度);P:后;A:前

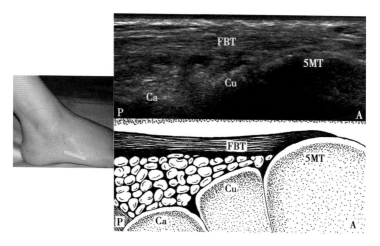

图 8-9 腓骨短肌止点处长轴声像图

5MT:第 5 跖骨;FBT:腓骨短肌肌腱;Cu:骰骨;Ca:跟骨;P:后;A:前

腱) 患者平卧或坐于检查床上,足于中立位置于检查床上并轻微外翻。也可以在外踝处置以垫子,内踝大致朝上检查。探头一端置于内踝的中部,另一端向后下,显示内踝处的三条肌腱的横断,由前向后分别是胫后肌腱、趾长屈肌腱和姆长屈肌腱(图 8-10)。扫查过程中注意探头的侧动,以避免各向异性伪像导致的肌腱回声减低。

横断扫查完成后,应该对各条肌腱分别做长轴追踪扫查。要追踪显示胫后肌腱的肌肉肌腱连接处和胫后肌腱位于舟骨的止点。

8. 踝管内的结构 探头和体位与上一条扫查内踝处的肌腱相同。在趾长屈肌腱和姆长屈肌腱之间即为踝管,其内包括胫后动脉、胫后静脉和胫神经(图 8-10),胫后静脉常常有两条或两条以上。

9. 三角韧带 患者平卧于或坐于检查床上,足于中立位置于检查床上并轻微外翻。也可以在外踝处置以垫子,内踝大致朝上检查。探头一端置于内踝的中部,另一端向前下、下方和后下方分别显示三角韧带的胫舟、胫跟和胫距部分(图 8-11)。

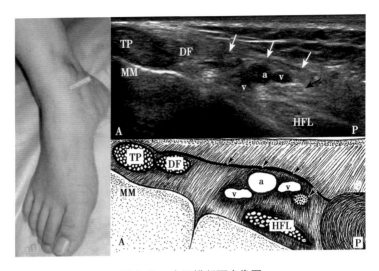

图 8-10 内踝横断面声像图

白箭:屈肌支持带;TP:胫后肌腱;DF:趾长屈肌腱;HFL:蹬长屈肌腱;
MM:内踝;a:胫后动脉;v:胫后静脉;黑箭:胫神经;A:前;P:后

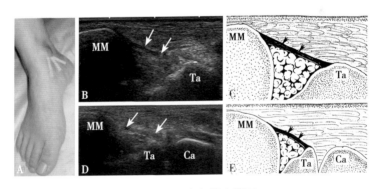

图 8-11 三角韧带声像图

A.从前向后显示胫舟、胫跟和胫距部分的探头位置;B.白箭示三角韧
带胫距部分;D.白箭示三角韧带胫跟部分;MM:胫骨(内踝);Ta:距骨;
Ca:跟骨

10. 跟腱 采用俯卧位,足置于检查床尾,足尖下垂。分别
对跟腱做长轴和短轴扫查(图 8-12,图 8-13)。注意要显示跟腱
肌肉连接处和跟腱的跟骨结节附着点处(图 8-14)。注意跟骨结

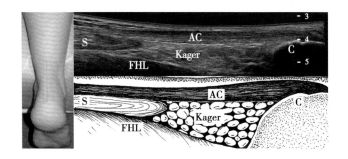

图 8-12　跟腱宽景成像声像图

AC:跟腱;C:跟骨;S:比目鱼肌;Kager:Kager 脂肪垫;FHL:踇长屈肌

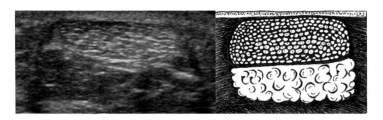

图 8-13　跟腱短轴声像图

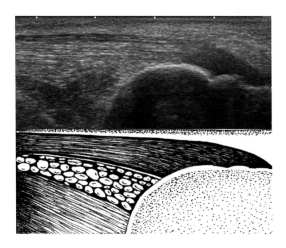

图 8-14　跟腱的跟骨附着点处声像图

节附着点处的各向异性伪像,可以采用声束倾斜技术扫查。

11. 跖筋膜　平卧位或俯卧位检查均可,使足底与检查床垂直,探头置于足底与足长轴平行显示足底筋膜(跖筋膜)(图8-15)。注意重点检查跖筋膜的跟骨附着点处。

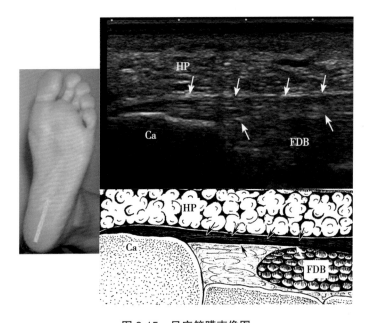

图 8-15　足底筋膜声像图
Ca:跟骨;箭:足底筋膜;HP:足跟垫;FDB:趾短屈肌

12. 跗骨关节　跗骨关节的检查比较简单,探头置于要检查的关节背侧即可。最主要的距舟关节和距舟韧带(图8-16)。

13. 跖趾关节　探头置于跖趾关节的背侧和跖侧,显示关节结构。第一跖趾关节还要注意观测关节的内侧(图8-17)。注意关节跖侧的籽骨。

14. 网状间隙　探头置于跖骨中部横断,显示各跖骨之间的间隙即为网状间隙(图8-18)。注意扫查时要背侧结合跖侧扫查,并要向前、向后追踪扫查。

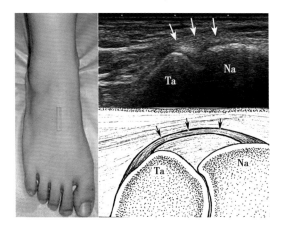

图 8-16 距舟关节和距舟韧带声像图

Ta:距骨;Na:舟骨;箭:距舟韧带

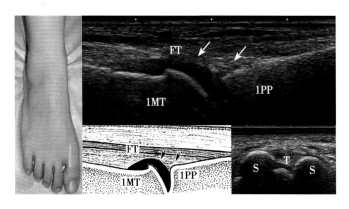

图 8-17 第一跖趾关节背侧声像图

FT:踇长伸肌肌腱;1PP:第 1 近节趾骨;1MT:第 1 跖骨;箭:关节囊;S:第一跖趾跖侧的籽骨;T:趾短屈肌腱

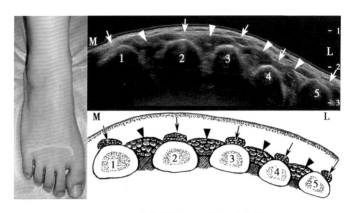

图 8-18　足背部横断面网状间隙声像图

白长箭：趾伸肌肌腱；1、2、3、4、5：第 1~5 跖骨；箭头：背侧骨间肌（深方即为网状间隙）；M：内侧；L：外侧

七、临床局限性及比较影像学

　　超声检查对于踝部和足部的软组织病变能够充分显示，对于某些小的撕脱骨折的诊断也具有重要意义。但是由于足部和踝部的骨多为不规则骨，各骨之间常常相互重叠，因此超声对于足踝部的骨折显示常常不佳，因此临床怀疑有骨折时，应该首先考虑 X 线和 CT 检查。

　　由于超声很难显示距下关节内的结构，因此距下关节内的病变和结构，不建议超声检查，应该首选 MRI 成像。不过距下关节内注射可以在超声引导下施行。

　　对于带有石膏或支具固定的患者，应该在取得医生同意后才能拆卸后检查，否则应该选用 CT 或其他不受支具和石膏影响的检查方法。

第九章　四肢肌肉超声检查

一、检　查　目　的

四肢肌肉位置相对表浅,适合高频超声检查。同时高频超声能够显示肌束、肌肉内纤维脂肪隔、肌肉内腱膜等细微结构,能够快速判断肌肉是否存在病变及其病变程度。

二、适　应　证

1. 肌肉损伤及其合并症,包括直接撞击伤,间接牵拉伤,评估损伤程度和范围等。
2. 肌肉炎性病变,如感染性肌炎,肌肉水肿等。
3. 肌肉内占位性病变,肿瘤及瘤样病变等。
4. 神经源性肌肉病变的评估与随访。

三、仪　　　器

根据所要检查的肌肉深度和体积选择合适的超声探头。表浅肌肉采用 6~15MHz 线阵探头可以兼顾分辨率与穿透力;对于大腿、臀部等深部肌肉以及体型较大的患者,3~9MHz 线阵探头甚至 5MHz 凸阵探头可能更为合适。

四、体　位

四肢肌肉扫查时,根据不同部位的肌肉可以采用相应的体位。比如上臂肱三头肌的检查,患者可以取坐位,背对检查者;下肢前面的肌肉,则可以采用仰卧位。总之,体位的选择要让相应的肌肉充分暴露并放松,兼顾患者、操作者双方的舒适程度,同时方便随时进行双侧对比扫查。

五、主要观察内容

1. 四肢肌肉超声检查时,首先在肌肉松弛状态下观察肌肉结构的完整性,包括肌束与腱膜的连续性、肌束与肌腱的连续性等。通过双侧对比、探头加压、加压后释放等观察肌肉有无限局性肿胀、隆起、缺损及占位性病变等,比较肌肉的回声有无增高或减低。测量肌肉的最大厚度和横截面积。应注意在肌肉主动、被动收缩过程中,再次对上述内容进行评估。

2. 肌细胞即肌纤维,呈长柱状结构,其外面包绕的结缔组织膜称为肌内膜。若干肌纤维聚集成群,形成肌束,被纤维脂肪隔(肌束膜)包裹分离。肌束进一步汇聚成群,形成整块肌肉,由致密结缔组织包裹形成肌外膜。肌纤维、肌外膜、肌束膜可以汇聚延续成强韧的腱膜组织或直接与肌腱相连。肌肉可能由单一肌腹构成,也可能有多个起点并最终汇聚成一个止点,如肱二头肌。

肌肉整体呈现为中低水平回声,内部可见多发强回声分隔,低回声部分对应于肌束,而强回声分隔为纤维脂肪构成的肌束膜。肌外膜包绕在整块肌肉周边,与肌肉内的腱膜和肌腱一样,均为强回声结构,肌肉肌腱连接处的形态及长短,不同的肌肉有所变化。短轴切面,肌肉外形依据不同的部位呈圆形、椭圆形、凸透镜状或不规则形,低回声的肌束间隔呈短棒样强回声分隔,排列有序(图9-1)。长轴切面,低回声肌束与强回声纤维脂肪隔依次略呈平行状排列,逐渐融合或汇聚至腱膜、肌腱处(图9-2)。

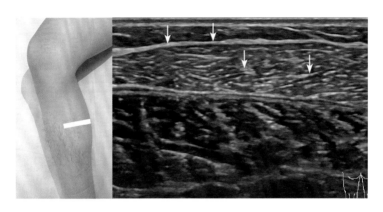

图9-1 右小腿腓肠肌短轴切面声像图

显示肌肉整体回声强度与皮下脂肪回声相似,深筋膜及肌内纤维脂肪隔呈强回声(箭)

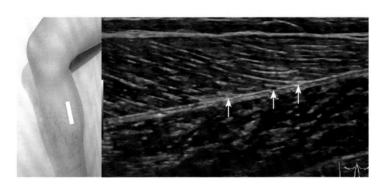

图9-2 右小腿腓肠肌长轴切面声像图

显示低回声肌束与强回声纤维脂肪隔排列有序,延续至周围腱膜(箭)

四肢肌肉的体积、回声与运动状态、年龄都有关。运动员,相应肌肉体积增大,肌束增粗,肌肉整体回声偏低。老年人,肌肉体积缩小,肌肉内脂肪组织的沉积和含水量的增加,使得肌肉回声有所增强。

3. 肌纤维的排列与超声功能评估　肌纤维的组织排列结构决定肌肉收缩和力量传导方式,也是肌肉声像图的形成基础。根据肌纤维的排列,形态及腱膜结构分布,肌肉的形态可分为以下几种:

(1) 肌束平行排列:肌束沿肌肉长轴方向及纤维收缩方向排列。肌肉的形态可以为四边形,如甲状舌骨肌;条带样,如缝匠肌;条带样间隔腱膜连接,如腹直肌(图 9-3);梭形,如肱二头肌。

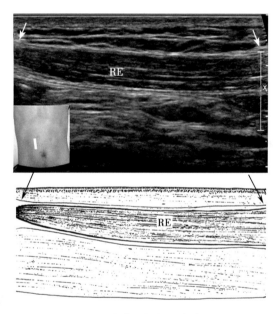

图 9-3　腹直肌纵断面声像图

显示腹直肌平行排列的肌束,两端为腹直肌内的腱膜,也称腱划(箭)。RE:腹直肌

(2) 肌束汇聚排列:肌束在附着方向上汇聚成点,使力量收缩最大。肌肉的形态可以为三角形,如长收肌;扇形,如颞肌。

(3) 肌束螺旋或扭曲排列:见于斜方肌,胸大肌,背阔肌。

(4) 肌束十字交叉排列:肌束深浅层之间交互排列,如胸锁乳突肌,咬肌,大收肌。

（5）肌束环形排列:肌束围绕在解剖框口或出口,如眼轮匝肌,口轮匝肌。

（6）肌束羽状排列:肌束排列类似羽毛状,该类肌肉收缩力强,但拉伸范围有限。又可分为:

1）单羽肌:肌纤维线状排列,类似半片羽毛(图9-4),如趾长伸肌,骨间肌。

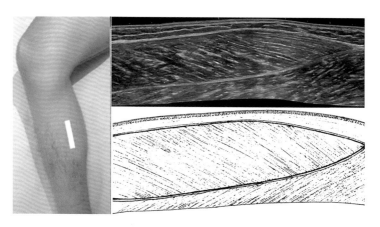

图9-4　右小腿腓肠肌内侧头长轴切面声像图

左图为探头扫查位置,右图为肌肉全景声像图,显示肌束、纤维脂肪隔与深侧腱膜排列类似半片羽毛

2）双羽肌:肌束向中央腱膜汇聚,类似羽毛,如股直肌,腓骨长肌。

3）多羽肌:自肌肉起点至止点,存在多发贯穿肌腱样分隔,如肩胛下肌,三角肌。

4）环羽肌:肌束呈环柱状汇聚至中央肌腱,如胫骨前肌。

羽状肌的肌腱分为两部分,肌肉内者也称腱膜,肌肉外者即肌腱。对于羽状肌而言,重要的生物力学参数包括:纤维长度,肌肉生理截面积和羽状角。羽状角为肌纤维方向与代表肌肉收缩力量方向的腱膜或肌腱间的夹角。一般在0~30°之间,肌肉肥大和收缩时,角度增加。高频超声检查能够清晰地显示羽状角并进行测定(图9-5),同时可在肌肉收缩过程中动态观察羽状角变化,评估肌肉收缩功能。肌肉瞬时剧烈收缩时,同一功能肌群中,羽状角较大的肌肉,肌纤维收缩力量更大,容易超过肌纤维—腱膜连接处的稳定力而引起撕裂。这种牵拉损伤最容易出现在下肢,跨越两个关节的肌肉。以腓肠肌内侧头最为常见和典型,临床亦称为"网球腿"(图9-6)。

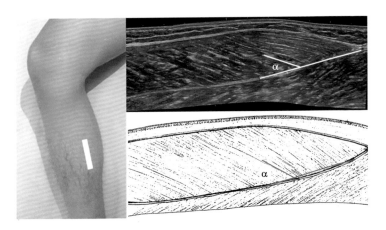

图9-5　右小腿腓肠肌内侧头长轴声像图

显示羽状角,为肌束与腱膜间的夹角(α)

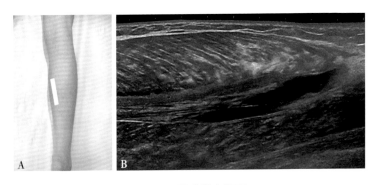

图9-6　网球腿声像图

A.俯卧位,探头沿腓肠肌长轴切面扫查;B.腓肠肌内侧头远段长轴切面声像图显示局部肌肉肿胀,肌纤维—腱膜连续性中断,肌间隙可见无回声血肿

肌肉生理截面积指垂直于肌纤维方向上的肌肉最大截面积,在短轴切面上测量。而肌肉的厚度测量可以在长轴切面,也可以在短轴切面上进行,测量位置取肌肉最厚处,测量肌肉表面和深方深筋膜之间的距离(图9-7)。

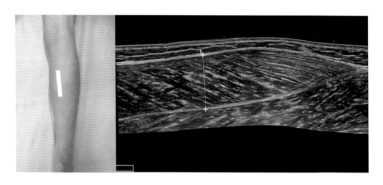

图 9-7 肌肉厚度测量示意图

右小腿腓肠肌长轴切面(左图为探头扫查位置)在肌肉最大长轴切面上测量浅部与深部筋膜之间的距离

对于肌肉功能的超声评估,除在静息状态下测量上述参数外,还应在肌肉主动收缩、被动收缩和拮抗阻力收缩条件下再次评估,这些数据可以为专业运动员针对性的训练提供帮助。此外,拮抗阻力收缩状态下,有利于显示肌肉内的细小撕裂。

4. 肌肉的辅助结构 深筋膜由致密结缔组织构成,包裹肌、肌群和神经血管。包裹肌群的深筋膜构成筋膜鞘,在某些部位深筋膜深入肌群之间,并附着于骨,构成肌间隔。肌间隔、深筋膜以及骨和骨膜共同构成骨纤维鞘,临床亦称骨筋膜室。深筋膜在腕部、踝部等处增厚,形成支持带,起约束肌腱运动的作用。

深筋膜、肌间隔为强回声结构,将肌肉与皮下脂肪、邻近肌肉分隔开,是超声判别不同肌肉的主要声像图标志。采用短轴切面连续动态扫查法,能够清晰显示深筋膜、肌间隔的走行和分布(图9-8)。

滑膜囊是封闭的结缔组织小囊,内有滑液,多位于肌或肌腱与骨面接触的地方。正常情况下,超声不能显示。

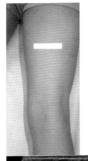

图 9-8　右侧大腿后方内侧系列短轴切面声像图

自近端向远端连续扫查(声像图自左向右排列),可见半腱肌(ST)与半膜肌(SM)由左右排列(半膜肌位于内侧)逐渐演变为前后排列(半膜肌位于前方),半腱肌较早延续为肌腱。两者间的肌间隔及其位置变化清晰可见(箭)

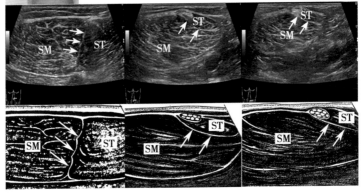

六、检查方法

1. 探头直接接触扫查,采用短轴、长轴切面交替连续扫查,必要时与对侧同名肌肉进行对比观察。

肌肉间的筋膜为强回声结构,将肌肉与皮下脂肪、邻近肌肉分隔开,是超声判别不同肌肉的主要声像图标志。然而,仅凭肌腹水平的单一静止图像,初学阶段往往难以确切分辨不同的肌肉。推荐采用短轴切面连续动态扫查法,特别是从肌腱水平开始,首先分辨不同肌肉的肌腱,随后自肌腱向肌腹连续扫查,动态观察肌腱与肌腹的连续变化,一般可辨识彼此紧邻的不同肌肉。

此外,也可利用血管、神经或骨性标志等帮助识别肌肉。例如在大腿中段内侧,缝匠肌位于股浅动脉的前方。阔筋膜张肌在髂前上棘处也易于识别。从肌肉的容易识别处向病变区连续横断面检查,有助于确切的定位诊断。

2. 全景成像功能可以获得更大范围肌肉的声像图,有利于清晰显示病变与周围结构之间的解剖位置关系。

3. 彩色多普勒血流成像和弹性成像等方法可能有助于肌肉的功能评估。

七、临床局限性及比较影像学

肌肉的超声检查对于手法和操作技巧有一定要求。扫查过程中,需时刻保持声束与肌肉平面垂直,以减少各向异性伪像的干扰(图9-9)。这在利用肌肉回声强度变化判断病变时极为重要,应尽量避免主观因素干扰,减少对病情判断和随访的影响。测量肌肉厚度和横截面积时,除注意声束垂直外,还应保持探头轻置,避免加压影响肌肉的形态。

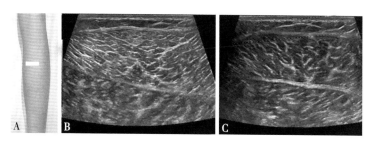

图9-9 腓肠肌横断面声像图

A.探头扫查位置;B.声束平面与肌束走行垂直,肌肉整体回声偏强;C.声束平面略向足侧偏转,肌肉回声明显减低

此外,超声成像范围过于局限,尽管全景成像技术能够部分改善这一弊端,但大部分情况下,超声仍无法提供肌肉的整体影像,不利于临床医师的直观理解和沟通。

以上不足,MRI成像能够有效避免。通过各种序列的成像模式,MRI可以通过信号强度变化敏感、客观的描述肌肉病变,并利于随访比较。同时,MRI提供多角度、多层面的系列整体图像,有利于临床医师直观理解病变位置和范围。MRI的不足在于耗时、费用较高,部分患者存在恐惧幽闭症影响检查。

第十章 周围神经超声检查

一、检 查 目 的

观察周围神经的位置、走行和声像图表现等,判断神经有无部分或完全断裂,神经有无卡压、肿胀、粘连、肿块或位置异常等,明确创伤性周围神经损伤的部位和损伤程度,了解周围神经卡压的可能病因等。

二、适 应 证

1. 外伤性周围神经损伤。
2. 神经卡压综合征。
3. 神经源性肿瘤。
4. 神经感染性病变等。

三、仪 器

一般使用高频线阵探头,建议使用 10MHz 以上探头。较深的部位建议使用 5MHz 以上探头。

四、主要观察内容

主要观察神经连续性是否完整,神经外膜、神经束膜、神经束等回声有无改变,神经与周围软组织的关系以及神经位置有无异常等。推荐双侧对比检查。

五、体位及检查方法

四肢的周围神经超声探测方法,推荐首先在相对固定的解剖学位置识别神经后,然后探头向目标区移动,做连续的横断面扫查,然后再做神经的长轴检查。

(一) 臂丛神经

臂丛神经的超声检查可分为椎旁区、肌间沟区、锁骨上区、锁骨下区和腋窝区等部分检查。检查的重点应首先在胸锁乳突肌横向斜切时找到前斜角肌和中斜角肌间的横切面,观察肌间沟区臂丛,然后于臂丛神经根长轴扫查,其次分别于锁骨上、下区进行扫查。

1. 椎旁区　臂丛神经根包括 C_5、C_6、C_7、C_8 和 T_1 神经,但 T_1 神经根部由于位置较深而不作为常规超声检查内容。

各神经根的定位可根据颈椎横突的形态、颈深动脉或椎动脉入颈椎横突孔的位置等判断。C_5、C_6 颈椎的横突均有前结节和后结节,超声上显示为前、后两个呈结节状的强回声结构,后方伴声影,神经根自前、后结节之间的沟内向外下走行;而 C_7 颈椎的横突无前结节,仅有后结节。根据此特征可确定为第 7 颈椎和相应的 C_7 神经根(图 10-1),其他神经根可依次向上、向下而确定。检查时,探头可横切放置在一侧颈部,于颈椎前、后结节之间显示颈神经根结构(图 10-2),横切面检查神经后可进行纵切面检查(图 10-3)。

超声也可根据椎动脉或颈深动脉作为解剖学标志识别臂丛神经根。一般情况下椎动脉从锁骨下动脉发出后首先进入第 6 颈椎横突孔,该横突前、后结节之间走行的为 C_6 神经根。

2. 肌间沟区　检查时受检者仰卧位,头偏向对侧,探头斜横切放在颈部外侧,大约在锁骨中线上方 2cm 处,于前、中斜角肌之间可见臂丛神经的低回声结构(图 10-4)。

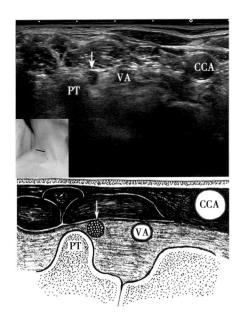

图 10-1 臂丛 C₇ 神经短轴声像图

PT:后结节;CCA:颈总动脉;VA:椎动脉

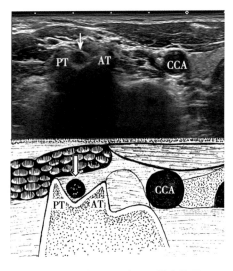

图 10-2 臂丛 C₆ 神经短轴声像图

AT:前结节;PT:后结节;CCA:颈总动脉

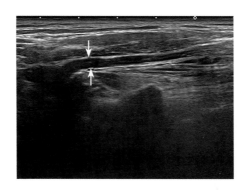

图 10-3　臂丛 C_6 神经长轴声像图（箭）

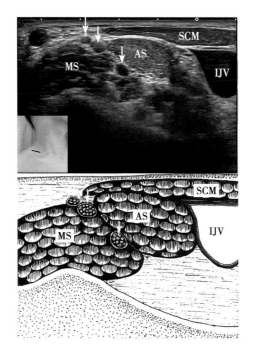

图 10-4　斜角肌间隙臂丛神经声像图（箭）

AS：前斜角肌；MS：中斜角肌；IJV：颈内静脉；SCM：胸锁乳突肌

3. 锁骨上区　受检者头中位或者稍偏对侧,上臂外展约20°~30°,首先寻找锁骨下动脉的横断面,在其外上方可清晰显示锁骨上区臂丛(图10-5),其深方可见第1肋骨强回声,后方伴声影。

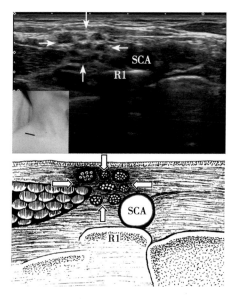

图 10-5　锁骨上区臂丛神经声像图(箭)

SCA:锁骨下动脉;R1:第 1 肋骨

4. 锁骨下区　探头位于锁骨下,相当于喙突下 2cm 处,旁矢状切面,显示腋动脉和腋静脉的横断面,血管周围可见臂丛神经的三个束。其中,外侧束位于腋动脉的外侧,内侧束位于腋动脉与腋静脉之间,后束位于腋动脉的深方(图 10-6)。

5. 腋窝区　上臂外展 90°,探头置于腋窝,首先寻找腋动脉和腋静脉。正中神经位于腋动脉的外上方,尺神经位于腋动脉与腋静脉之间,桡神经位于腋动脉的后方。该处也可显示肌皮神经(图 10-7)。

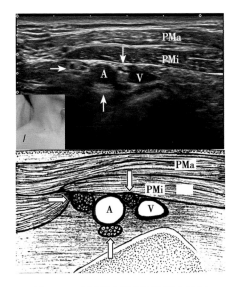

图 10-6 锁骨下区臂丛神经声像图

PMa:胸大肌;PMi:胸小肌;A:腋动脉;V:腋静脉

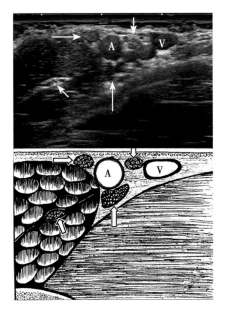

图 10-7 腋窝区臂丛神经声像图

横切面显示臂丛神经分支(长箭)位于腋动
脉(A)周围,该处也可显示肌皮神经(短箭)

(二) 正中神经

正中神经检查时,可在不同的解剖部位对其进行定位和识别。

1. 上臂   在上臂,正中神经与肱动脉关系密切,位于由内侧肌间隔前束和后束所形成的间隙内。在上臂上段,正中神经位于肱动脉的浅侧,继而向下走行在肱动脉的内侧(图10-8)。

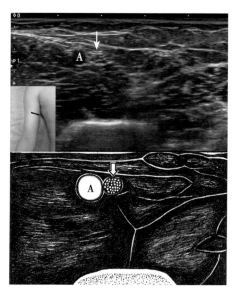

图 10-8   上臂段正中神经声像图(箭)

A:肱动脉

2. 肘前部   在肘前部,正中神经位置表浅,位于肱动脉的内侧,呈筛网状结构。检查时,探头横切放置在肘前部,于肱动脉的内侧可见正中神经结构(图10-9)。继而向下追踪探查,可见正中神经向深部走行于旋前圆肌肱骨头与尺骨头之间,并与尺动脉伴行(图10-10)。再向远侧,正中神经走行在指浅屈肌腱弓的深方,其深方为指深屈肌和拇长屈肌。

3. 前臂   在前臂中段,正中神经走行于前臂的中部,并

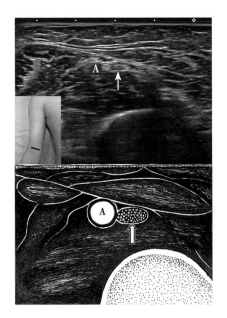

图 10-9 正中神经肘前段声像图(箭)

A:肱动脉

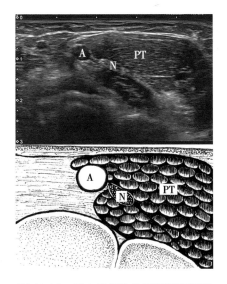

图 10-10 正中神经旋前圆肌段声像图

A:尺动脉;N:正中神经;PT:旋前圆肌的肱骨头

位于指浅屈肌与指深屈肌之间。检查时,探头横切放置在前臂中段,于指浅屈肌和指深屈肌之间可见正中神经呈筛网状结构(图 10-11,图 10-12)。此处还可检查骨间前神经,该神经于旋前圆肌尺骨头水平自正中神经发出,走行在骨间膜的前面,并与骨间前动静脉伴行。

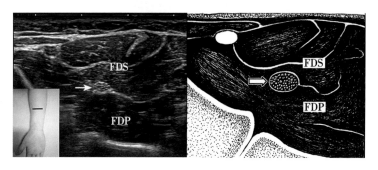

图 10-11 前臂正中神经短轴声像图(箭)
FDS:指浅屈肌;FDP:指深屈肌

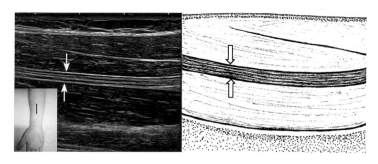

图 10-12 前臂正中神经长轴声像图(箭)

4. 腕部 在腕管内,正中神经位于腕横韧带下方、第二和第三指屈肌腱的浅侧、拇长屈肌腱的内侧。检查时,探头横切放置在腕掌侧,显示正中神经位于腕横韧带的下方,呈筛网状结构,其深方为指屈肌腱(图 10-13)。自该处可分别向上和向下追踪探查。横切面检查结束后,探头旋转 90°可显示正中神经长轴,内可见多条低回声的神经束,神经束之间为细线状的高回声神经束膜(图 10-14)。

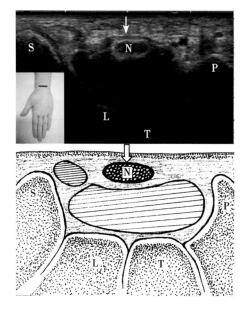

图 10-13 腕管处正中神经短轴声像图

N:正中神经;箭:腕横韧带;S:舟状骨;L:月骨;T:三角骨;P:豌豆骨

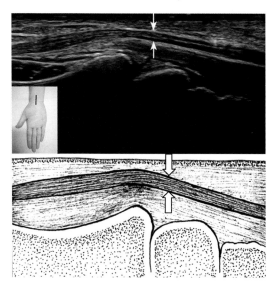

图 10-14 腕管处正中神经长轴声像图(箭)

（三）尺神经超声检查

检查尺神经时,可在不同的解剖部位对其进行定位和识别。

1. 肘管　探头横切放置在肘内侧肱骨内上髁与尺骨鹰嘴之间,显示尺神经短轴切面为邻近肱骨内上髁的筛网状低回声结构,其浅侧为肘管支持带(图 10-15)。再向下可见尺神经走行于尺侧腕屈肌的肱骨头和尺骨头之间,其浅侧为弓状韧带。自此可分别向上和向下对尺神经进行追踪探查。短轴切面检查结束后,探头旋转 90°显示尺神经长轴(图 10-16),并向上、向下追踪探查。怀疑尺神经脱位时,可让患者做屈肘和伸肘动作,横切面动态观察尺神经有无脱位(图 10-17)。检查时注意探头不要用力加压,以阻碍神经脱位的发生。

2. 前臂　在前臂中远段,尺神经走行于尺侧腕屈肌与指

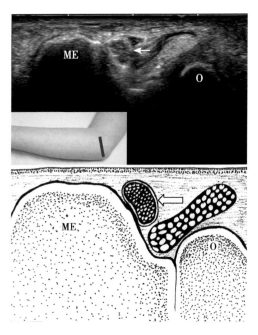

图 10-15　肘管处尺神经短轴声像图
ME:肱骨内上髁;O:尺骨鹰嘴;箭:尺神经

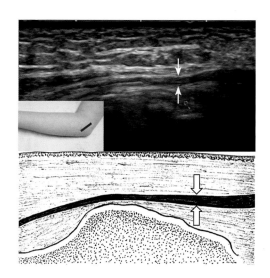

图 10-16　肘管处尺神经长轴声像图

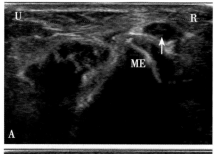

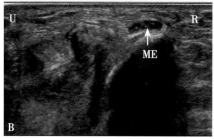

图 10-17　尺神经脱位声像图

A. 伸肘；B. 屈肘。可见屈肘时尺神经由肱骨内上髁与尺骨鹰嘴间跨至肱骨内上髁表面。箭：尺神经，ME：肱骨内上髁；U：尺侧；R：桡侧

深屈肌之间,并与尺动、静脉伴行。检查时,探头可横切放置在前臂前内侧,于尺动、静脉旁可见尺神经结构,呈筛网状(图10-18)。

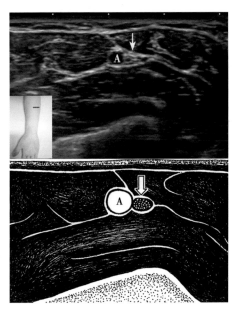

图 10-18　前臂中段尺神经横切面

A:尺动脉;箭:前臂中段尺神经

3. 腕尺管　于腕尺管内,尺神经与尺动静脉伴行,继而分为深支(运动支)和浅支(感觉支)。检查时,探头横切放置在腕尺侧,于腕管的尺侧和浅侧位置可见腕尺管,其底部为腕横韧带,浅侧为腕掌侧韧带。腕尺管近段的尺侧边界为豌豆骨,可见尺神经位于尺动脉与豌豆骨之间(图10-19);其远段的桡侧边界为钩骨钩,可见尺神经分为浅支和深支,并分别与尺动脉的浅支和深支伴行。

(四) 桡神经超声检查

检查桡神经及其分支时,可在不同的解剖部位对其进行定位和识别。

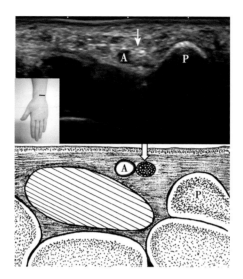

图 10-19　腕尺管处尺神经短轴声像图
P:豌豆骨;A:尺动脉;箭:腕尺管处尺神经

1. 桡神经沟处　此处可检查桡神经主干。患者可侧卧位,检查侧朝上。探头横切放在上臂中段后外侧,首先显示肱骨横切面,呈弧形强回声。于肱骨浅侧寻找桡神经。正常桡神经横切面呈圆形或椭圆形低回声结构(图 10-20),其旁可见肱深动、静脉。应用彩色多普勒超声可以将桡神经与其旁的血管相鉴别。向下追踪探查可见桡神经穿过外侧肌间隔进入上臂前部,并走行在肱肌与肱桡肌之间,继而分为桡神经深支(骨间后神经)和浅支(图 10-21)。短轴切面检查结束后,探头旋转 90°,行纵切面检查(图 10-22)。

2. 前臂外上段　此处可检查桡神经深支。探头横切放置在前臂外上段,首先显示桡骨上段,然后在旋后肌深、浅两层之间寻找呈细小点状低回声结构的桡神经深支(图 10-23),自此探头横切可分别向上追踪至其与桡神经浅支汇合处,向下追踪至前臂骨间膜背侧。发现神经局部异常时,可进一步行纵切面检查。

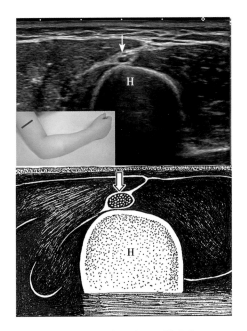

图 10-20　上臂桡神经短轴声像图

H:肱骨;箭:上臂桡神经

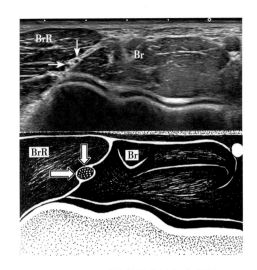

图 10-21　肘关节段桡神经声像图

Br:肱肌;BrR:肱桡肌;横箭头:桡神经深支;竖箭头:桡神经浅支

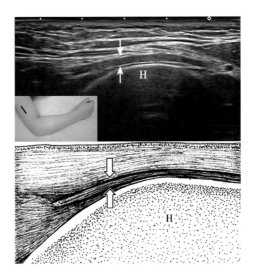

图 10-22 上臂桡神经长轴声像图

箭:上臂桡神经;H:肱骨

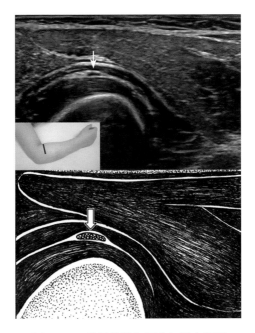

图 10-23 前臂桡神经深支短轴声像图

图示桡神经深支位于旋后肌深层、浅层之间,
旋后肌深方为桡骨。箭:前臂桡神经深支

3. 前臂　此处可检查桡神经浅支。该神经首先与桡动脉伴行，走行在肱桡肌深方（图 10-24），继而走行在肱桡肌与桡侧腕长伸肌之间，并从肱桡肌外侧缘穿出向前臂背侧走行。于前臂远段，可见桡神经浅支穿过前臂筋膜至皮下移行为皮神经（图 10-25）。横切面追踪探查可显示桡神经浅支与桡动脉、肱桡肌的位置关系变化。

（五）肌皮神经

检查肌皮神经时，可在不同的解剖部位对其进行定位和识别。

1. 上臂近段　肌皮神经起自臂丛神经外侧束，穿过喙肱肌，继而在肱肌的前面走行在肱肌与肱二头肌之间。检查时，探头横切放置在上臂近段的前内侧，于喙肱肌内可见肌皮神经，呈细小筛网状结构，向上追踪探查可见其起自臂丛外侧束，向下追踪可见其向前外侧走行（图 10-26）。

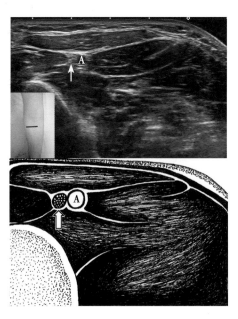

图 10-24　前臂上段桡神经浅支声像图

箭：前臂上段桡神经；A：桡动脉

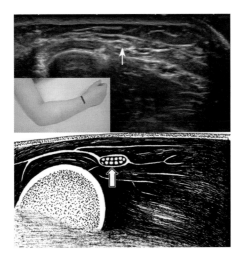

图 10-25 前臂远段桡神经浅支声像图

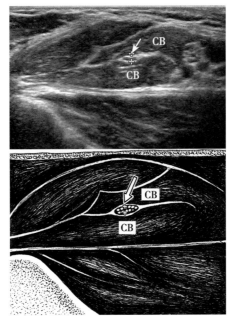

图 10-26 横切面显示肌皮神经(箭)穿过喙肱肌(CB)向前外侧走行

2. 上臂远段   探头横切放置在上臂远段前部,于肱二头肌与肱肌之间可见肌皮神经结构(图10-27),向下追踪探查可见该神经于肘前区域穿过浅筋膜至皮下移行为前臂外侧皮神经。

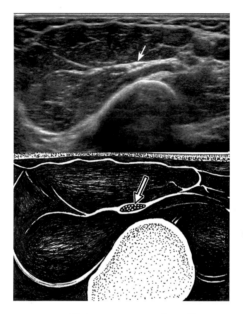

图 10-27   横切面显示肌皮神经(箭)位于浅侧的肱二头肌和深侧的肱肌之间

(六) 坐骨神经及其分支

检查坐骨神经及其分支时,可在不同的解剖部位对其进行定位和识别。

1. 坐骨结节处   探头横切放置在坐骨结节和股骨大转子之间,可见坐骨神经横切面呈筛网状椭圆形结构(图10-28),自此可分别向上和向下追踪探查。横切面检查结束后,探头旋转90°可进行纵切面检查(图10-29)。

2. 大腿后部   大腿后部的坐骨神经位于股二头肌与大收肌之间(图10-30,图10-31),此处的坐骨神经病变的定位,

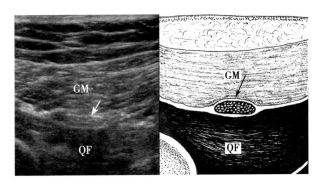

图 10-28　坐骨神经短轴声像图

横切面于坐骨结节和股骨大转子之间显示坐骨神经

GM:臀大肌;QF:股方肌;箭:坐骨神经

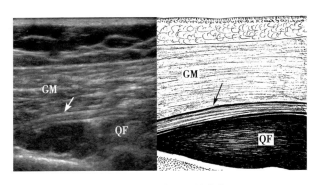

图 10-29　坐骨神经长轴声像图

GM:臀大肌;QF:股方肌;箭:坐骨神经

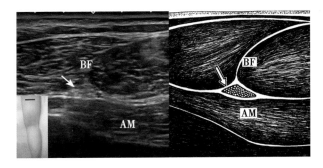

图 10-30　大腿后部坐骨神经短轴声像图

BF:股二头肌;AM:大收肌;箭:坐骨神经

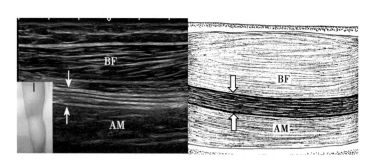

图 10-31　大腿后部坐骨神经长轴声像图

BF:股二头肌;AM:大收肌;箭:坐骨神经

也可自臀部或腘窝处做连续的横断面扫查移行至此处。

3. 腘窝部位　探头横切放置在腘窝部显示腘动脉短轴切面,自深向浅依次可见腘动脉、腘静脉和胫神经(图 10-32)。胫神经横切面呈筛网状结构,自此可向上追踪探查至其与腓总神经汇合处,向下可见其渐进入小腿肌间,并与胫后动、

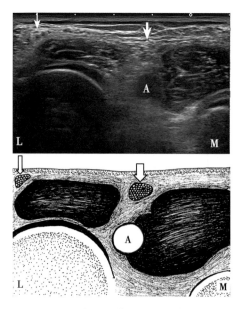

图 10-32　腘窝处胫神经和腓总神经声像图

A:腘动脉;粗箭:胫神经;细箭:腓总神经;L:外侧;M:内侧

静脉伴行。长轴检查时,可见胫神经近段与腘动脉伴行(图10-33)。

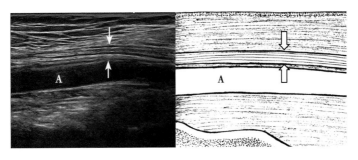

图 10-33　腘窝处胫神经长轴声像图
A:腘动脉;箭:胫神经

4. 内踝处　探头横切放置在内踝后方,于趾长屈肌腱的后方可见胫后动、静脉及胫神经(图10-34),自此可分别向上、向下追踪探查胫神经。

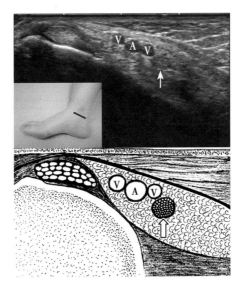

图 10-34　内踝处胫神经短轴声像图
A:胫后动脉;V:胫后静脉;箭:胫神经

5. 腓骨头附近   探头横切放置在腓骨头后方,于腓骨头内后方可见腓总神经,显示为略为扁平的椭圆形略偏高回声结构(图 10-35)。自此向上探查,可见腓总神经向上斜行汇入坐骨神经主干;向下追踪探查可见其绕腓骨颈向前下走行(图 10-36),分为腓浅神经(图 10-37)和腓深神经(图 10-38)。腓深

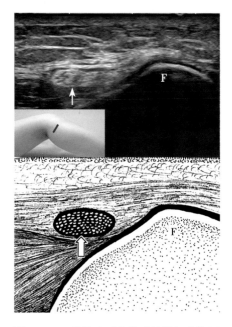

图 10-35   腓骨头后方的腓总神经声像图

F:腓骨头;箭:腓总神经

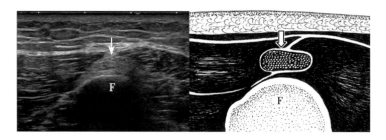

图 10-36   腓骨颈处的腓总神经声像图

F:腓骨;箭:腓总神经

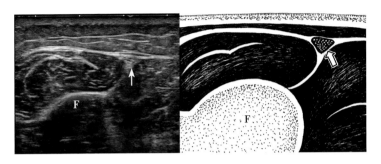

图 10-37　腓浅神经声像图

F:腓骨;箭:腓浅神经

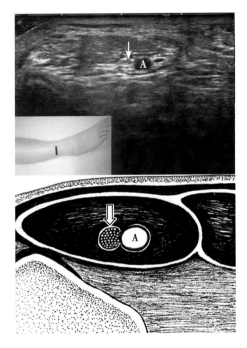

图 10-38　腓深神经声像图

A:胫前动脉;箭:腓深神经

神经在小腿前群肌深面,伴胫前动、静脉下降,彩色多普勒超声于腓深神经旁可见搏动的动脉血流信号。

(七) 其他

肢体的其余神经较多,可依据明确的解剖学标志予以识别。例如检查股外侧皮神经时,探头可首先置于腹股沟韧带外侧 1~2cm 处,首先显示阔筋膜张肌和缝匠肌的横断面,在阔筋膜张肌和缝匠肌的肌间隙的低回声内,即可清晰地显示卵圆形的股外侧皮神经的短轴(图 10-39)。随后探头可沿股外侧皮神经的短轴移向腹股沟韧带和髂前上棘等处。

腓肠神经:检查腓肠神经时,探头置于小腿中后部,可首先显示小隐静脉的短轴,在其周围寻找筛网样结构的腓肠神经(图 10-40)。

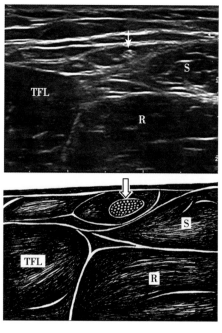

图 10-39   股外侧皮神经声像图

TFL:阔筋膜张肌;S:缝匠肌;R:股直肌;箭:股外侧皮神经

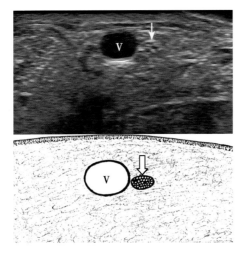

图 10-40　腓肠神经声像图

V:小隐静脉;箭:腓肠神经

六、临床局限性

　　相对于其他影像学检查,超声对周围神经固然有明显的优势,但是对于位置较深的神经,例如坐骨神经的盆腔出口处等显示不满意。

第十一章　骨骼超声检查

一、检 查 目 的

诊断一些特殊部位或类型的骨折,例如软骨骨折、儿童骨骺骨折及肋骨某些部位的骨折,足跗骨、手舟骨等细小骨骼的骨折等。为骨髓炎、骨肿瘤及肿瘤样病变等的诊断与鉴别诊断提供信息。

二、适 应 证

1. X 线检查阴性骨折。
2. 儿童骨骺骨折。
3. 骨折愈合评估。
4. 急、慢性骨髓炎。
5. 骨肿瘤和肿瘤样病变。
6. 超声引导下穿刺。

三、检 查 内 容

1. 骨皮质是否光滑完整,骨皮质(软骨)的连续性。
2. 骨折断端移位情况。
3. 骨折部位是否存在血管、神经等软组织损伤。
4. 骨折部位是否形成骨筋膜室综合征。

5. 动态评估骨折愈合情况。

6. 骨病变处有无骨膜反应及肿物。

四、仪　　器

常规临床应用高频彩色多普勒超声仪器均可应用于骨骼超声检查。骨和软骨超声检查一般使用线阵探头，频率5.0~18MHz，若肌肉较厚处或外伤后软组织明显肿胀，可使用频率3.0~5.0MHz 的凸阵探头。

五、检 查 体 位

根据检查的部位和目的以及患者的情况，选取适当体位。

六、检查方法与声像图

检查前患者一般不需特殊准备。检查部位充分涂抹耦合剂，皮肤表面无破损患者将探头直接放置于患者皮肤上进行检查，皮肤有破损患者在检查时应注意避让损伤部位并在检查后及时进行清洗和消毒，表面凹凸不平和过于表浅的部位，可使用水囊或超声专用导声垫。

超声检查肢体长骨，通常先环绕长骨行纵切面连续扫查，然后环绕长骨进行连续横断面扫查，对解剖结构复杂的细小骨骼部位，建议与对侧对照扫查。检查时须尽可能使声束与骨表面垂直，避免回声失落伪像。

正常长骨纵切面声像图显示为平直、光滑强回声，后方伴声影（图 11-1A），横切声像图显示为弧形或半月形强回声，后方伴声影（图 11-1B）。特别需注意婴幼儿及儿童期未骨化的骨骺及骺板为软骨成分，超声显示为均匀低回声，中央往往存在大小不等的骨化中心，呈不规则斑块样强回声伴声影，不要误认为病变（图 11-2）。

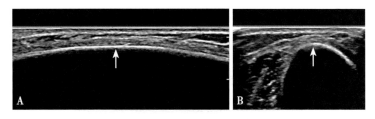

图 11-1 正常长骨声像图

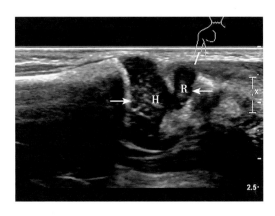

图 11-2 正常婴儿肘关节骨骺声像图

未骨化的肱骨骨骺(→)、桡骨骨骺(←),呈均匀低回声

骨膜为一薄层致密的结缔组织膜,通过 Sharpey 纤维紧密固定于骨皮质的表面。由于其较薄且与邻近软组织的回声差异不明显,在正常情况下超声不能显示骨膜结构。当骨的炎症、肿瘤等病变侵犯骨膜,超声可显示骨膜增厚、从骨皮质表面被顶起(图 11-3,图 11-4)。恶性骨肿瘤多可见骨质破坏、不规则缺损及软组织肿物。

骨折声像图表现为骨皮质强回声连续性中断(图 11-5,图 11-6)。可以将胸骨角作为第二肋软骨的标志来推断肋骨骨折部位,超声亦可先显示第一肋骨或第十二肋骨,然后移动探头自上至下或自下至上计数肋骨。对于无明显错位的肋骨骨折,尤其是后肋骨折,超声检查是首选影像学检查方法,不仅能显

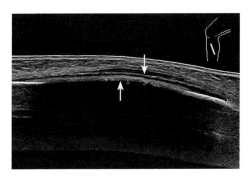

图 11-3 儿童胫骨骨髓炎声像图

显示骨皮质粗糙不光滑(↑),骨膜增厚呈线状强回声(↓)

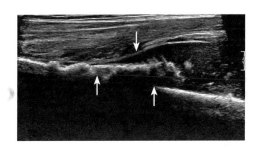

图 11-4 儿童胫骨骨肉瘤声像图

显示骨皮质破损、粗糙不光滑(↑),骨膜被肿瘤侵犯顶起(↓)呈线状强回声

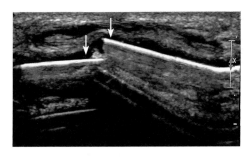

图 11-5 肋骨骨折声像图

胸部外伤患者,超声显示左侧第 11 前肋,骨皮质连续性中断,呈错位对合(箭)

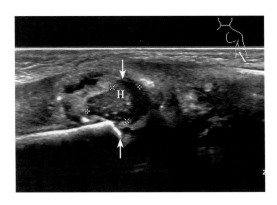

图 11-6 肱骨骨骺骨折声像图

婴儿右侧肘部外伤,超声显示肱骨骨骺(↓)与干
骺端(↑)连续性中断,呈错位对合

示骨折部位,骨折断端血肿情况,还可以判断骨折是否合并胸
腔积血。另外,对于足部跖骨等细小骨骼的疲劳骨折,超声可
显示骨皮质粗糙、轻微骨膜反应及骨皮质周围软组织水肿。
对于骨折周围骨痂处可行彩色多普勒超声检查,探头轻轻接
触患处,彩色血流设置为最大增益,观察骨痂和周围软组织的
血流情况和动脉阻力指数。一般而言,骨折愈合良好的骨痂
血供丰富,阻力偏低。

七、临床局限性及比较影像学

超声判断骨折显像不如 X 线、CT 等影像直观,无法观察
内骨痂,对不规则骨、椎骨、颅骨骨折的检测,对骨折全貌的了
解,骨折愈合后坚固程度的判定,远不如 X 线及 CT 检查。同
时,在石膏固定、皮肤感染和创伤时,超声的使用受到一定限
制,但是在肋骨骨折、儿童骨折等领域的应用价值值得肯定。

第十二章　皮肤超声检查

一、检 查 目 的

1. 判断病变来源是皮肤还是其他组织。
2. 了解皮肤病变的深度、范围及血供等。
3. 鉴别皮肤的良、恶性病变。
4. 超声引导下穿刺活检。
5. 治疗后的疗效判断与随访。

二、适 应 证

1. 先天性皮肤病　如皮肤瘘管、皮肤窦道、先天性血管瘤和鱼鳞病等。
2. 炎性皮肤病　如血肿、皮肤炎、脂膜炎、银屑病、硬皮病和皮肤狼疮等。
3. 先天性血管瘤和血管畸形　如血管瘤、动脉畸形、动-静脉畸形、静脉畸形和淋巴管畸形等。
4. 皮肤良性肿瘤和恶性肿瘤等。
5. 指甲炎性病变及指甲肿瘤　如慢性甲沟炎和末端指节角化棘皮瘤等。

三、检查内容

超声检查前,首先视、触诊观察病灶的分布、部位、大小、颜色、边缘、表面(平滑、粗糙、隆起、凹陷等)、内部质地(实性或囊性等)和基底(宽、窄、蒂状)等。

超声主要观察内容:

1. 病变位置　判断病变主体位于表皮层、真皮层或皮下组织层,以及累及的邻近组织的层次;判断病变长轴或纵轴与所在部位在方向方位上的关系。

2. 深度　测量病变最深处(点)与体表切线的垂直距离(mm)。

3. 大小　测量病变三个径线[纵(mm)×横(mm)×深度(mm)]。

4. 表面　皮肤表面平滑或粗糙,是否隆起、凹陷或凹凸不平,角化等。

5. 形态　圆形、椭圆形、不规则、分叶状等。

6. 边界　清晰或不清晰、光滑或不光滑、浸润性、包膜、晕环征、移行性等。

7. 回声　高或强、等、低、无、混合等分型。

8. 结构　实性、囊实性、囊性等分型,钙化及其形态分型,均匀或不均匀等。

9. 后方回声　增强、衰减、无变化等。

10. 与周围组织关系　周围组织是否受累或炎性水肿等。

11. 血供　病变内部和周边的血管分布与多寡情况及阻力等情况。

四、检查方法和仪器

(一) 检查前准备

检查前仔细观察病变区域,如表皮有过度角化或皮屑,需先用无菌生理盐水纱布进行清理,另毛发较浓密部位,有时需要备皮。

（二）仪器

1. 彩色多普勒超声诊断仪（常规超声） 一般首先采用（超）高频线阵探头,中心频率 >10MHz 为佳,以观察灰阶图像和彩色多普勒血流图。

2. 超高频超声成像或超声生物显微镜 超高频超声成像或超声生物显微镜（Ultrasound biomicroscopy, UBM）是频率 ≥20MHz 的成像系统,目前都配置有固定频率的探头,频率有 20MHz、50MHz、75MHz 及 100MHz 不等。其中 20MHz 和 50MHz 较为适用,前者纵向分辨力为 0.1mm、横向分辨力为 0.2mm、探查深度 7mm,后者纵向分辨力可达 0.05mm、横向分辨力达 0.1mm、探查深度 4mm;以显示更富有细节的灰阶图像,但存在探测深度的限制。

（三）检查方法

1. 对病变及邻近周围区域进行超声检查。

2. 推荐使用无菌耦合剂和专用无菌探头保护套。

3. 探头与病变接触时务必注意手法轻柔,表面有破损时则应尽量避开,如无法避开应使用无菌耦合剂和无菌探头保护套。

4. 首先采用常规超声,用高频探头观察病变位置、深度及范围,并观察病变血供情况。

5. 当病变最大深度距体表 4~7mm 时,可选用上述不同频率的 UBM 对病变进行进一步的精细观察;如病变最大深度 >7mm 时,则仍需用常规超声观察较深的部分。

6. 根据探查深度调节焦点,保持清晰的图像。

7. 多切面检查,强调停帧后采图,以利细节清楚的显示。

（四）注意事项

皮肤病变位置表浅,探头与病变之间距离过近,不利于聚焦调节,因此应在探查区域涂抹较多的耦合剂,使形成一层约 3mm 厚的耦合剂层,也可使用适当厚度的水囊,总之均以完整又清晰地显示病变为最终要求。

（五）正常皮肤声像图

正常皮肤包括表皮层、真皮层、皮下组织层,厚度一般为2mm,在某些部位偏厚,如臀部、背部、乳晕等,其深侧一般为肌肉与骨骼(图 12-1~ 图 12-3)。

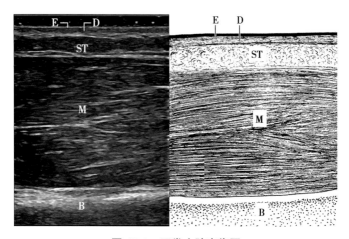

图 12-1   正常皮肤声像图

女性,35 岁;右前臂屈侧皮肤的纵切面(频率范围 6~15MHz)

E:表皮层;D:真皮层;ST:皮下组织层;M:肌肉;B:桡骨

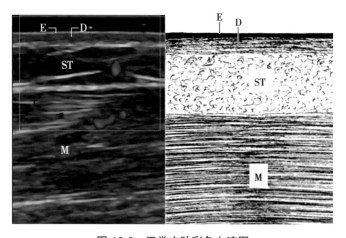

图 12-2   正常皮肤彩色血流图

女性,35 岁;右前臂屈侧皮肤的纵切面(频率范围 6~15MHz)

E:表皮层;D:真皮层;ST:皮下组织层;M:肌肉

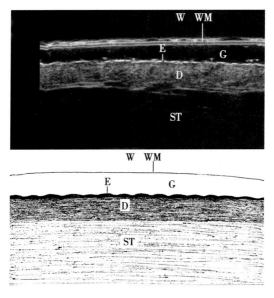

图 12-3　正常皮肤声像图

UBM（频率 50MHz）。E:表皮层;D:真皮层;ST:皮下组织层;G:耦合剂层;W:探头外水域;WM:水域罩薄膜

　　皮肤回声强度,一般参照皮下组织来确定。表皮层在常规超声上表现为平滑、连续、线样高回声,这是由于表皮层内富含角蛋白所致,其厚度均匀一致;手脚掌表皮层则由两条上述线样高回声及其间的线样低回声构成,是因为此处无毛皮肤表皮内含透明层,而有毛皮肤表皮不具备此层组织结构(图12-4);有毛皮肤的表皮层在 UBM 上表现得稍不平整或轻度扭曲状,这是表皮组织中的毛囊皮脂腺单位(即毛囊、皮脂腺、竖毛肌)向下凹陷所致(图12-5);健康成年人表皮层(除手脚掌外)厚度约为 0.6mm。真皮层位于表皮层下,常规超声上呈均匀的带状稍高回声,与表皮层及皮下组织层分界清晰;真皮层在 UBM 上内部显得稍不均匀,这可能与真皮层除含有成纤维细胞、胶原蛋白、弹力纤维外,还包含血管、淋巴管、神经纤维、毛囊和汗腺等多种成分有关。

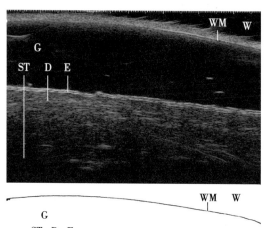

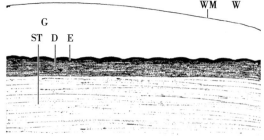

图 12-4   正常手掌皮肤声像图

女性,36 岁,左手掌皮肤。UBM(频率 50MHz),E:表
皮层(两条线样高回声及其间的线样低回声构成);
D:真皮层;ST:皮下组织层;G:耦合剂层;W:探头
外水域;WM:水域罩薄膜

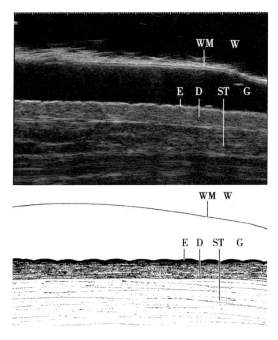

图 12-5 正常手背皮肤(有毛皮肤)声像图

女性,36 岁,左手背皮肤。UBM(频率 50MHz)。E:表皮层(稍不平整);D:真皮层;ST:皮下组织层;G:耦合剂层;W:探头外水域;WM:水域罩薄膜

　　人体不同部位的真皮层厚度各异,健康成年人真皮层厚度约 1.4mm,一般面部、手背等部位的真皮层较薄,而背部、臀部等部位的较厚,另因年龄、性别等因素真皮层厚度亦存在着差异(图 12-6,图 12-7)。皮下组织层由脂肪、血管、神经、筋膜等组织成分构成,其回声强度作为参照物确定为中等回声,内可见网格样、条索样或线样高回声结构,由纤维结缔组织、筋膜组织或神经组织等所致;UBM 一般难以探及到此层;皮下组织层的厚度同样因部位、年龄、性别、体重等因素存在着差异。

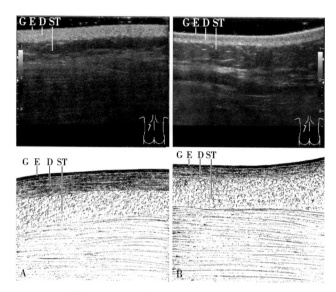

图 12-6 不同性别人群真皮层厚度差异

A. 男性,36 岁;左背部皮肤斜切断面。常规高频超声(频率范围 6~15MHz);B. 女性,36 岁;左背部皮肤斜切断面。常规高频超声(频率范围 6~15MHz)。A 中真皮层厚度大于 B。G:耦合剂层,E:表皮层, D:真皮层,ST:皮下组织层

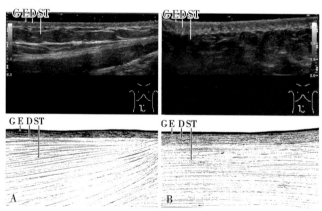

图 12-7 不同年龄人群真皮层厚度差异

A. 男性,16 岁;右下腹部皮肤纵切面。常规高频超声(频率范围 6~15MHz);B. 男性,55 岁;右下腹部皮肤纵切面。常规高频超声(频率范围 6-15MHz)。A 中真皮层厚度小于图 B。G:耦合剂层,E:表皮层,D:真皮层,ST:皮下组织层

五、报告书写要求

1. 超声所见　根据精、简、准的原则和上述观察内容中超声指标进行描写病变,描述时应突出所见病例病变的特点。

2. 超声诊断

(1) 分类诊断:根据程度级别,使用"倾向于、可能为、可能性大、考虑为或符合"××病等用词。

(2) 良、恶性鉴别诊断:根据程度级别,采用"性质待定、倾向于、可能、可能性大或考虑为"等用词。

(3) 提示病变深度、范围。

(4) 建议:其他相关的影像检查和实验室检查、超声引导下穿刺活检、随访(3、6 或 12 个月后)等。

六、临床局限性和比较影像学

超声检查具有便捷、实时、无创、易重复的特点,它可以清晰显示病灶全貌,同时亦可显示病变内部细微结构和血供等情况,较之国内常用的共聚焦激光显微镜和国外常用的 MRI 等影像学方法具有易见的优势。共聚焦激光显微镜往往不能显示深部病变全貌,亦不能全面观察病变血供情况。MRI 可显示病变全貌,但细节显示不足,且检查时间长,费用昂贵,患者接受度较差。

由于皮肤病种类繁多,病理改变多样而复杂,不同皮肤病的超声表现互有重叠,超声不能替代病理检查对病变进行详细的分类诊断,皮肤超声诊断应以显示病变深度、大小范围、鉴别良恶性为主要任务。此外,有些皮肤病变靠视诊及特殊病史即能诊断,如荨麻疹、天疱疮等,超声对此类病变的应用价值不大。

第十三章　肌骨介入性超声

一、肌骨介入性超声目的

通过可视化操作，能精准地针对疼痛和功能障碍实施穿刺、抽吸、针刺、注射等诊断学穿刺或介入性治疗。

二、适应证及禁忌证

1. 适合于多种临床治疗，包括关节腔、滑囊、腱鞘或神经周围间隙等的药物注射、积液抽吸、针刺或软组织疾病的穿刺活检等。

2. 适合于因患者体形缺乏明显体表解剖标志、穿刺部位邻近神经血管、出血性体质、存在异常解剖结构、深层次结构或患者需避免放射线照射。在有些病例中，无超声引导下的操作失败，或需要精确地定位的诊断性穿刺也可运用超声引导。

3. 禁忌证　全身状况差、精神疾病、儿童等；无法配合或耐受有创操作；不能使用糖皮质激素及麻药患者；未能很好控制的糖尿病、慢性感染、结核等；局部感染、缺血、外伤等；近期多次注射效果不佳。

三、仪　器　设　备

彩色多普勒超声仪、合适的超声探头（高频及低频超声探头)、探头套、介入穿刺包(根据需要配置相应型号的针和注射器、药品、纱布和洞巾等)。

四、体　位

在保证能充分显示目标结构的条件下,尽量使病人处于舒适的体位,充分暴露病变组织。

五、主要观察内容

穿刺前进行初步扫查,储存所有的重要结构的相关图像,以利于将来参考。在穿刺过程中,应保留穿刺针在目标结构内的图像,以及穿刺后的图像。特别是一些具体的测量值(肌腱撕裂的程度,囊肿或积液范围)和相应的注释。记录整个治疗过程,包括穿刺前扫查时的超声图像。

六、主要操作方法或步骤

肌骨的介入性超声没有绝对统一的操作方法,但有序的操作方法可帮助提高操作的安全性和成功率。

1. 询问病史和体格检查,常规的血液检查等。

2. 获得患者知情同意,签署同意书。

3. 选择最佳的患者体位和超声仪探头后进行初步扫查,根据患者体型、穿刺部位及目的选择穿刺路径并皮肤定位标记。

4. 戴无菌手套后行皮肤消毒、抽吸药物。

5. 探头使用无菌探头套,在超声引导下平面内法(图13-1)或平面外法进针(推荐尽可能使用平面内进针法,可以观察整个进针路径及针尖位置),进行抽吸、针刺或药物注射。

6. 操作完成后,于皮肤穿刺点消毒贴敷料。

七、常见的肌骨疾病超声介入治疗

1. 超声引导下关节腔抽吸与注射治疗　关节腔穿刺适用于需要抽取关节积液进一步检查或腔内注射药物治疗的患者，常见于肩、腕、髋、膝或踝关节疾病的诊断性治疗（图 13-1）。

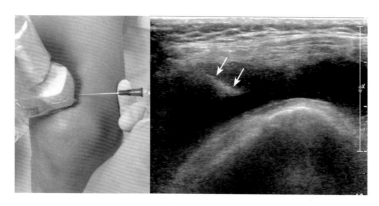

图 13-1　超声引导下髌上囊积液穿刺，平面内进针

对于诊断性穿刺者，可直接抽吸适量关节液送检；对于关节肿胀不适者，可根据空针将液体尽量抽尽后注入治疗药物，如得宝松、曲安奈德、玻璃酸钠等。注射前务必确认针尖位于关节腔内，以免药物注入肌肉或肌腱等造成软组织肿胀、肌腱断裂等并发症。

操作要点：

（1）选择高频线阵探头。

（2）体位：仰卧位或坐位，让关节腔尽量伸展。

（3）根据关节腔的大小选择不同类型和长短的穿刺针，指间关节一般选用 25G、膝关节或肩关节等选用 18~22G 穿刺针。

（4）刺针长度根据关节腔的大小选择。

（5）液体最多的部位进针，避开血管和神经。

（6）平面内法或平面外法进针。

2. 超声引导下腱鞘囊肿或滑囊炎抽吸治疗　腱鞘囊肿内通常充满胶冻状液体,囊壁由致密纤维结缔组织构成,内壁衬有滑膜组织。近一半的腱鞘囊肿可以自行吸收,对于无明显症状者可选择临床观察。若患者有疼痛、活动受限或神经感觉异常等症状,则可考虑抽吸注射或手术治疗。

通常选择 18~22G 穿刺针用于囊肿开窗及抽吸,超声显示囊肿最大的切面,穿刺针平面内法进针,抽吸或者多点刺破囊壁开窗后抽吸。如果囊肿破裂或囊壁开窗后仍不能抽出者,可用手动加压使其挤出。

值得注意的是,即使手术切除腱鞘囊肿,其复发率仍高达20% 以上,因此在超声引导介入治疗前应向患者告知复发的风险。

操作要点:

(1) 坐位或仰卧位。

(2) 使用高频线阵探头。

(3) 穿刺前,应结合彩色多普勒超声鉴别囊肿与血管或实质均匀性低回声肿块。

(4) 进针方法:平面内法。

人体关节附近或肌肉及皮肤等摩擦力或压力较大的地方存在各种滑囊,正常情况下,超声很难显示滑囊,当创伤、劳损或炎性关节病等可引起滑囊的积液、滑囊增厚或血流增多等。

滑囊炎往往可造成患者疼痛或功能障碍,对于口服非甾体抗炎药物、理疗、局部冰敷或热敷等保守治疗无效的患者,可选择超声引导下滑囊内液体抽吸和药物注射。一般选择平面内法进针(图 13-2),当针尖进入目标滑囊后可推注少量药物,确认针尖位于滑囊内后再继续推注。若针尖位于滑囊内,推注时不感明显阻力,且能观察到药物在滑囊内弥散分布,注射过程中应动态观察,避免药物溢出滑囊。对于滑囊积液扩张明显者,可先用空注射器将液体尽量抽出后再注入药物。

操作要点:

(1) 使用高频线阵探头。

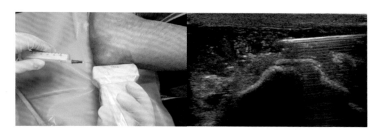

图 13-2　超声引导下鹰嘴滑囊炎的穿刺治疗,平面内进针

(2) 根据滑囊的部位或性质等选择不同的穿刺针。

(3) 选择合适的进针部位。

(4) 药物主要为类固醇注射药、利多卡因、生理盐水的混合液,约 2~4ml;注射玻璃酸钠,有利于消炎和润滑作用。

(5) 治疗后使用压迫袖套可降低复发率。

(6) 注意患者发热,和(或)滑囊表面皮肤有红斑、发烫、肿胀,则不能注射皮质类固醇。

3. 超声引导下肌腱病变介入治疗　肌腱病是由于过度使用、反复强烈牵拉而引起的肌腱胶原纤维退行性病变,最常见的是跟腱病、肩袖肌腱病、髌腱病、股四头肌和腘绳肌腱病和网球肘等。对于经休息、服用镇痛药、冰敷或物理治疗后症状仍不能缓解的顽固性疼痛患者,可进行超声引导下介入治疗,包括超声引导下腱周注射和肌腱针刺治疗等。

超声引导下腱周注射常使用 22~25G 穿刺针,肌腱长轴或短轴切面平面内进针,针尖到达病变的肌腱表面后缓慢推注药物,药物为皮质类固醇、生理盐水及利多卡因混合液,量根据病变的大小或需要注射,切勿将药物直接注入肌腱内,随后再用穿刺针反复针刺肌腱肿胀、回声减低、回声不均匀或血流信号增多的区域(图 13-3)。针刺时动作一定要轻柔,具体的针刺次数没有明确的规定,可交替使用平面内法和平面外法,确保使整个肌腱病变区域从浅面到深面、从内侧到外侧均能被针刺到。另外,还应对骨膜进行弥漫性针刺,使其出血以促进肌腱的炎症吸收。当穿刺针能在肌腱病变区域自由穿过,

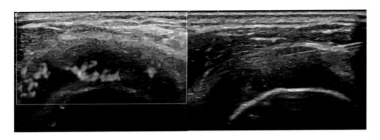

图 13-3　超声引导下冈上肌腱穿刺术

没有阻力时,治疗即可结束。

　　穿刺时,应尽量避免针刺病变周围的正常肌腱组织,还应注意保护周围重要的神经血管结构。针刺治疗后,患者可出现短暂的疼痛加重,但会在 1~2 周内逐渐好转,在此期间,患者必须限制患肢过度活动,避免肌腱反复处于紧张状态。

　　操作要点:

　　(1) 仰卧位或坐立位。

　　(2) 选用高频线阵探头。

　　(3) 最好选择长轴切面,平面内进针。

　　(4) 选用 22~25G 穿刺针进行肌腱腱鞘注射。

　　(5) 肌腱内可进行反复针刺。

　　(6) 不要把类固醇药物注射到肌腱内。

　　对于疼痛明显的钙化性肌腱炎,如肩袖钙化性腱炎,可进行超声引导下钙化灶抽吸治疗(图 13-4)。可选择 16~18G 穿刺针,使用钙化灶的长轴切面,用平面内法使针尖进入钙化灶中心,然后使用生理盐水和利多卡因混合液进行钙化灶的反复的冲洗和抽吸,直至针筒内液体浑浊,更换新的液体直至冲洗液变清亮。

　　操作要点:

　　(1) 坐位或仰卧位。

　　(2) 使用高频线阵超声探头,平面内进针。

　　(3) 调整探头显示出钙化灶的长轴,穿刺针到达病灶中心部位。

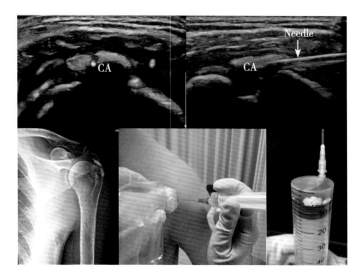

图 13-4 超声引导下钙化性冈上肌腱炎治疗

（4）反复穿刺钙化灶；用生理盐水反复冲洗或抽吸。

（5）一般吸收期的钙化性肌腱炎适合超声引导下治疗。稳定期的钙化，一般比较坚硬，不必治疗。

4. 超声引导下腱鞘炎介入治疗 腱鞘由外层的腱纤维鞘和内层的腱滑膜鞘共同组成，具有固定、保护和润滑肌腱，使其免受摩擦或压迫的作用。肌腱在通过关节处长期过度摩擦即可发生腱鞘炎，部分炎性关节病患者如类风湿关节炎、痛风性关节炎等也可发生腱鞘炎。声像图上可表现为腱鞘增厚、回声减低、腱鞘积液，急性期时血流信号增加。对于症状明显者可选择超声引导下腱鞘内药物注射治疗，注射时选择肌腱短轴或长轴切面，采用平面内法进针（图 13-5），目标区域为腱鞘增厚或积液处、肌腱表面，当针尖到靶区后缓慢推注适量局麻药与类固醇混合液，使药物在肌腱与腱鞘之间弥散分布。

对于肌腱部分或完全断裂者，注射时不能使用类固醇药物，因为它不利于肌腱的修复。另外，治疗过程中需避开周围的神经血管结构，同时避免将类固醇药物注入肌腱内，以免造成神经损伤、肌腱断裂等并发症。

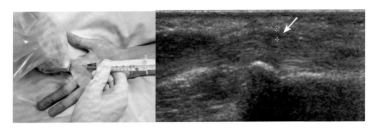

图 13-5　超声引导下扳机指治疗

箭：穿刺路径及药物注射部位；星号：增厚的 A1 滑车

操作要点：

(1) 坐位或仰卧位。

(2) 使用高频线阵超声探头。

(3) 使用 22~25 号针头注射。

(4) 确认针尖在腱鞘内。

(5) 注射时应避开周围的血管和神经。

对于狭窄性腱鞘炎包括桡骨茎突狭窄性腱鞘炎和扳机指，可联合使用针刺松解治疗（图 13-5）。松解时选择肌腱长轴切面，在超声监视下针尖往返多次穿刺腱鞘增厚处或 A1 滑车，以扩张或松解增厚的腱鞘和 A1 滑车，减轻肌腱粘连卡压情况。松解后可主动或被动活动患指观察肌腱运动和弹响，病变严重者可分次进行松解治疗。进针前可人为地将穿刺针掰弯减小针体与皮肤表面的进针角度，在松解过程中使针体尽量与肌腱平行，利于松解增厚的腱鞘或 A1 滑车。

操作要点：

(1) 使用 22~25G 的穿刺针。

(2) 应使用高频线阵超声探头。

(3) 平面内或平面外进针的方法均可。

(4) 应交叉定位，避开指间神经和血管。

(5) 扩张或松解第一滑车。

5. 超声引导下神经阻滞　　神经阻滞适用于外科手术、顽固性疼痛的诊断或治疗等，通常选择神经短轴或长轴切面，采用平面内进针法，靶目标为神经鞘膜周围，应使药物环绕神经分布形成神经周围的低回声"晕环"。对于神经卡压明显者如旋前圆肌综合征、旋后肌综合征等，根据神经卡压的程度和范围选择 5~10ml 局麻药和生理盐水(或混入类固醇)混合液进行神经周围注射。

操作者在进行此项操作时，一定要熟悉神经的走行及其解剖变异，通过动态追踪和使用彩色多普勒超声准确定位神经，在注射药物前应再次使用彩色多普勒超声确认针尖不在血管内，以免造成药物血管内注射。注射过程中，应实时观察药物在神经周围的弥散情况，避免将药物注入神经内。

操作要点：

(1) 选用高频线阵探头。

(2) 22~25G 穿刺针，长度根据穿刺部位选择。

(3) 药物主要为局麻药加或不加类固醇注射液，剂量根据需要确定。

(4) 神经周围注射可以用于诊断、治疗神经相关疾病以及神经支配区域的手术麻醉。

(5) 应避免直接注射到神经内部及邻近的血管结构。

八、临床局限性及比较影像学

肌骨系统介入治疗已被常规运用于多种疾病的治疗，包括关节腔、滑囊、腱鞘或神经周围间隙的注射治疗、肌腱针刺治疗等。超声引导下注射的准确率高于触诊引导或透视引导。肌骨的介入性超声通常认为是安全的，但也受操作水平和其本身存在的局限性所限制，操作者要熟悉掌握相关的解剖知识、机器调整、娴熟的手法和充分的练习。针对人体内每处软组织或骨结构都有不同的最优技术、可视化方法和针型选择。

肌骨介入性超声虽然没有绝对的禁忌证，但是选择合适的对象非常重要。一些异常声像图可能不一定与患者的症状或体征有关，例如稳定期的钙化性肌腱炎，应予以鉴别，减少不必要的操作。

参考文献

［1］ Meyers PR,Craig JG,van Holsbeeck M. Shoulder ultrasound. AJR Am J Roentgenol,2009,193(3):W174.

［2］ Corazza A,Orlandi D,Fabbro E,et al. Dynamic high-resolution ultrasound of the shoulder:how we do it. Eur J Radiol,2015,84(2):266-277.

［3］ Beggs I. Shoulder ultrasound. Semin Ultrasound CT MR,2011,32(2):101-113.

［4］ Levine BD,Motamedi K,Seeger LL. Imaging of the shoulder:a comparison of MRI and ultrasound. Curr Sports Med Rep,2012,11(5):239-243.

［5］ Kolla S,Motamedi K. Ultrasound evaluation of the shoulder. Semin MusculoskeletRadiol,2007,11(2):117-125.

［6］ Beltran LS,Adler R,Stone T,et al. MRI and Ultrasound Imaging of the Shoulder Using Positional Maneuvers. AJR Am J Roentgenol,2015,205(3):W244-254.

［7］ Gupta H,Robinson P. Normal shoulder ultrasound:anatomy and technique. Semin MusculoskeletRadiol,2015,19(3):203-211.

［8］ Teixeira PA,Omoumi P,Trudell DJ,et al. Ultrasound assessment of the lateral collateral ligamentous complex of the elbow:imaging aspects in cadavers and normal volunteers. EurRadiol,2011,21(7):1492-1498.

［9］ Reijnierse M,Kelemouridou M,Miller TT. Video:Musculoskeletal ultrasound imaging of the elbow:part 1,Normal anatomy. AJR Am J Roentgenol,2013,200(6):W644.

［10］ De Maeseneer M,Marcelis S,Cattrysse E,et al. Ultrasound of the elbow:a systematic approach using bony landmarks. Eur J Radiol,2012,81(5):919-922.

［11］ De Maeseneer M,Brigido MK,Antic M,et al. Ultrasound of the elbow with emphasis on detailed assessment of ligaments,tendons,and nerves. Eur J Radiol,2015,84(4):671-681.

［12］ Martinoli C,Bianchi S,Giovagnorio F,et al. Ultrasound of the elbow. Skeletal Radiol,2001,30(11):605-614.

［13］ Smith J,Finnoff JT,O'Driscoll SW,et al. Sonographic evaluation of the distal biceps tendon using a medial approach:the pronator window. J Ultrasound Med,2010,29(5):861-865.

[14] Bodor M,Fullerton B. Ultrasonography of the hand,wrist,and elbow. Phys Med Rehabil Clin N Am,2010,21(3):509-531.

[15] Lee KS,Rosas HG,Craig JG. Musculoskeletal ultrasound:elbow imaging and procedures. Semin MusculoskeletRadiol,2010,14(4): 449-460.

[16] Tagliafico AS,Bignotti B,Martinoli C. Elbow US:Anatomy,Variants, and Scanning Technique. Radiology,2015,275(3):636-650.

[17] Starr HM,Sedgley MD,Means KR,et al. Ultrasonography for Hand and Wrist Conditions. J Am Acad OrthopSurg,2016,24(8):544-554.

[18] Starr HM,Sedgley MD,Murphy MS. Ultrasound in hand surgery. J Hand Surg Am,2014,39(12):2522-2524.

[19] Kolios L,Kotsougiani D,Hirche C,et al. Ultrasound in hand and wrist: approach for a standardized examination. Expert Rev Med Devices, 2013,10(4):471-476.

[20] De Maeseneer M,Marcelis S,Jager T,et al. Sonography of the finger flexor and extensor system at the hand and wrist level:findings in volunteers and anatomical correlation in cadavers. EurRadiol,2008,18 (3):600-607.

[21] Moschilla G,Breidahl W. Sonography of the finger. AJR Am J Roentgenol,2002,178(6):1451-1457.

[22] Gutierrez M,Okano T,Reginato AM,et al. New Ultrasound Modalities in Rheumatology. J Clin Rheumatol,2015,21(8):427-434.

[23] Taljanovic MS,Melville DM,Gimber LH,et al. High-Resolution US of Rheumatologic Diseases. Radiographics,2015,35(7):2026-2048.

[24] Martinoli C,Garello I,Marchetti A,et al. Hip ultrasound. Eur J Radiol, 2012,81(12):3824-3831.

[25] Cho KH,Park BH,Yeon KM. Ultrasound of the adult hip. Semin Ultrasound CT MR,2000,21(3):214-230.

[26] Malanga GA,Dentico R,Halperin JS. Ultrasonography of the hip and lower extremity. Phys Med Rehabil Clin N Am,2010,21(3):533-547.

[27] Graf R. The diagnosis of congenital hip-joint dislocation by the ultrasonic Combound treatment. Arch Orthop Trauma Surg,1980,97 (2):117-133.

[28] Graf R,Mohajer M,Plattner F. Hip sonography update. Quality-management,catastrophes - tips and tricks. Med Ultrason,2013,15(4): 299-303.

[29] Harcke HT, Clarke NM, Lee MS, et al. Examination of the infant hip with real-time ultrasonography. J Ultrasound Med, 1984, 3(3): 131-137.

[30] Roposch A, Wright JG. Increased diagnostic information and understanding disease: uncertainty in the diagnosis of developmental hip dysplasia. Radiology, 2007, 242(2): 355-359.

[31] The American College of Radiology, the Society for Pediatric Radiology and the Society of Radiologists in Ultrasound. AIUM practice guideline for the performance of an ultrasound examination for detection and assessment of developmental dysplasia of the hip. J Ultrasound Med, 2013, 32(7): 1307-1317.

[32] Terjesen T, Bredland T, Berg V. Ultrasound for hip assessment in the newborn. J Bone Joint Surg Br, 1989, 71(5): 767-773.

[33] Terjesen T, Rundén TO, Tangerud A. Ultrasonography and radiography of the hip in infants. Acta Orthop Scand, 1989, 60(6): 651-660.

[34] Woolacott NF, Puhan MA, Steurer J, et al. Ultrasonography in screening for developmental dysplasia of the hip in newborns: systematic review. BMJ, 2005, 330(7505): 1413.

[35] Yablon CM, Melville DM, Jacobson JA. Ultrasound of the knee. AJR Am J Roentgenol, 2014, 202(3): W284.

[36] De Maeseneer M, Vanderdood K, Marcelis S, et al. Sonography of the medial and lateral tendons and ligaments of the knee: the use of bony landmarks as an easy method for identification. AJR Am J Roentgenol, 2002, 178(6): 1437-1444.

[37] Tsai WH, Chiang YP, Lew RJ. Sonographic Examination of Knee Ligaments. Am J Phys Med Rehabil, 2015, 94(8): e77-79.

[38] De Maeseneer M, Marcelis S, Boulet C, et al. Ultrasound of the knee with emphasis on the detailed anatomy of anterior, medial, and lateral structures. Skeletal Radiol, 2014, 43(8): 1025-1039.

[39] Kotnis N, Harish S, Popowich T. Medial ankle and heel: ultrasound evaluation and sonographic appearances of conditions causing symptoms. Semin Ultrasound CT MR, 2011, 32(2): 125-141.

[40] Bianchi S, Martinoli C, Gaignot C, et al. Ultrasound of the ankle: anatomy of the tendons, bursae, and ligaments. Semin MusculoskeletRadiol, 2005, 9(3): 243-259.

[41] Pasta G, Nanni G, Molini L, et al. Sonography of the quadriceps muscle: Examination technique, normal anatomy, and traumatic lesions. J Ultrasound, 2010, 13(2): 76-84.

[42] Simon NG. Dynamic muscle ultrasound - Another extension of the clinical examination. Clin Neurophysiol, 2015, 126(8): 1466-1467.

[43] Demondion X, Herbinet P, Boutry N, et al. Sonographic mapping of the normal brachial plexus. AJNR Am J Neuroradiol, 2003, 24(7): 1303-1309.

[44] Zhu J, Zhao Y, Liu F, et al. Ultrasound of the lateral femoral cutaneous nerve in asymptomatic adults. BMC Musculoskelet Disord, 2012, 13: 227.

[45] Chan VW, Nova H, Abbas S, et al. Ultrasound examination and localization of the sciatic nerve: a volunteer study. Anesthesiology, 2006, 104(2): 309-14, discussion 5A.

[46] Zhu J, Liu F, Li D, et al. Preliminary study of the types of traumatic peripheral nerve injuries by ultrasound. EurRadiol, 2011, 21(5): 1097-1101.

[47] Ali ZS, Pisapia JM, Ma TS, et al. Ultrasonographic Evaluation of Peripheral Nerves. World Neurosurg, 2016, 85: 333-339.

[48] Kara M, Dikmen E, Erdal HH, et al. Disclosure of unnoticed rib fractures with the use of ultrasonography in minor blunt chest trauma. Eur J CardiothoracSurg, 2003, 24(4): 608-613.

[49] Barata I, Spencer R, Suppiah A, et al. Emergency ultrasound in the detection of pediatric long-bone fractures. Pediatr Emerg Care, 2012, 28(11): 1154-1157.

[50] Hsu CC, Tsai WC, Chen CP, et al. Ultrasonographic examination for inversion ankle sprains associated with osseous injuries. Am J Phys Med Rehabil, 2006, 85(10): 785-792.

[51] Jasaitiene D, Valiukeviciene S, Linkeviciute G, et al. Principles of high-frequency ultrasonography for investigation of skin pathology. J Eur Acad Dermatol Venereol, 2011, 25(4): 375-382.

[52] Foster FS, Hossack J, Adamson SL. Micro-ultrasound for preclinical imaging. Interface Focus, 2011, 1(4): 576-601.

[53] Vilana R, Puig S, Sanchez M, et al. Preoperative assessment of cutaneous melanoma thickness using 10-MHz sonography. AJR Am J Roentgenol, 2009, 193(3): 639-643.

[54] Wortsman X, Wortsman J. Clinical usefulness of variable-frequency ultrasound in localized lesions of the skin. J Am Acad Dermatol, 2010, 62(2): 247-256.

[55] Kaikaris V, Samsanavičius D, Maslauskas K, et al. Measurement of melanoma thickness-comparison of two methods: ultrasound versus

morphology. J Plast ReconstrAesthetSurg,2011,64(6):796-802.

[56] Daley EL,Bajaj S,Bisson LJ,et al. Improving injection accuracy of the elbow,knee,and shoulder:does injection site and imaging make a difference? A systematic review. Am J Sports Med,2011,39(3):656-662.

[57] Muir JJ,Curtiss HM,Hollman J,et al. The accuracy of ultrasound-guided and palpation-guided peroneal tendon sheath injections. Am J Phys Med Rehabil,2011,90(7):564-571.

[58] Rajeswaran G,Lee JC,Eckersley R,et al. Ultrasound-guided percutaneous release of the annular pulley in trigger digit. EurRadiol, 2009,19(9):2232-2237.

[59] McShane JM,Shah VN,Nazarian LN.Sonographically guided percutaneous needle tenotomy for treatment of common extensor tendinosis in the elbow:is a corticosteroid necessary. J Ultrasound Med,2008,27(8):1137-1144.

[60] American College of Radiology (ACR),American Institute of Ultrasound in Medicine (AIUM),Society of Pediatric Radiology (SPR),Society of Radiologists in Ultrasound (SRU). ACR-AIUM-SPR-SRU Practice Parameter for the Performance of the Musculoskeletal Ultrasound Examination. Res.27-2012,Amended 2014(Res.39).

[61] European Society of MusculoSkeletal Radiology. Musculoskeletal ultrasound:technical guidelines. Insights Imaging,2010,1(3):99-141.

[62] American Institute of Ultrasound in Medicine. AIUM practice guideline for the performance of a musculoskeletal ultrasound examination. J Ultrasound Med,2012,31(9):1473-1488.

[63] Klauser AS,Tagliafico A,Allen GM,et al. Clinical indications for musculoskeletal ultrasound:a Delphi-based consensus paper of the European Society of Musculoskeletal Radiology. EurRadiol,2012,22 (5):1140-1148.

[64] Backhaus M,Burmester GR,Gerber T,et al. Guidelines for musculoskeletal ultrasound in rheumatology. Ann Rheum Dis,2001,60 (7):641-649.

[65] Szkudlarek,Court-Payen M,Jacobsen S,et al. Interobserver agreement in ultrasonography of the finger and toe joints in rheumatoid arthritis. Arthritis Rheum. 2003;48(4):955-962.

附录 1

类风湿关节炎关节病变的超声表现分级
（Szkudlarek 评分）

    Szkudlarek 等人于 2003 年首先提出了对于类风湿关节炎手及足关节的半定量评价标准，包括关节积液、滑膜增生、骨质侵蚀及能量多普勒等。虽然后来也有一些学者提出的改良半定量标准，但 Szkudlarek 的评分标准应用较为广泛（附表 1~附表 4，附图 1~附图 4）。

附表 1　关节积液分级

分级	
0 级	无关节积液
1 级	少量关节积液
2 级	中量关节积液，无关节囊膨隆
3 级	大量关节积液，有关节囊膨隆

附表 2　滑膜增生分级

分级	
0 级	无滑膜增厚
1 级	滑膜轻度增生，不超过骨面最高点连线
2 级	滑膜增厚超过骨面最高点连线，但不超过骨干
3 级	滑膜增厚超过骨面最高点连线，并延伸至少超过一侧的骨干

附表3 关节骨质侵蚀分级

分级	
0 级	骨面规则,回声连续
1 级	骨面不规则,回声不连续,但纵、横切面均未见缺损
2 级	纵、横切面均可见到骨面有缺损
3 级	多个缺损导致骨组织破坏明显

附表4 滑膜多普勒血流分级

分级	
0 级	关节内无彩色血流信号
1 级	关节内检测到最多3 个彩色血流信号
2 级	彩色血流信号较1 级多,但血流填充区 <50% 关节内区域
3 级	≥50% 以上关节内区域填充彩色血流信号

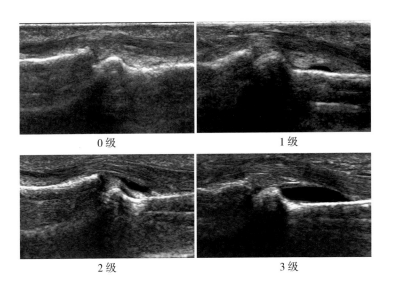

0 级   1 级

2 级   3 级

附图1 关节积液分级

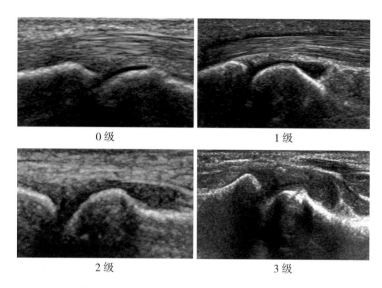

0 级　　　　　　　　　　　　1 级

2 级　　　　　　　　　　　　3 级

附图 2　滑膜增生分级

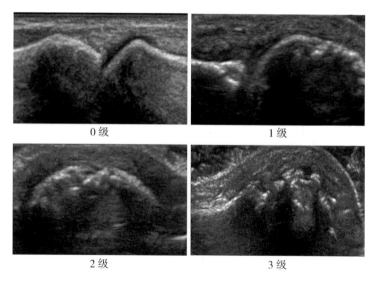

0 级　　　　　　　　　　　　1 级

2 级　　　　　　　　　　　　3 级

附图 3　关节骨质侵蚀分级

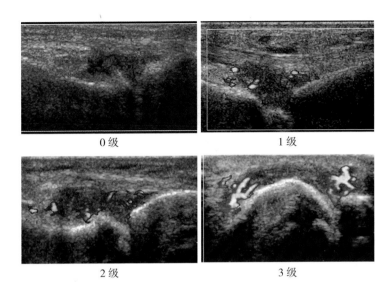

0 级　　　　　　　　　　1 级

2 级　　　　　　　　　　3 级

附图 4　滑膜多普勒血流分级

附录 2

《中国肌骨超声检查指南》(2011 年)
编写委员会

组 长　王金锐

副组长　刘吉斌　傅先水

秘 书　崔立刚

编 者（按姓氏汉语拼音排序）

崔立刚　北京大学第三医院

陈 涛　北京积水潭医院

陈定章　第四军医大学西京医院

傅先水　北京大学第三医院

郭瑞君　首都医科大学附属北京朝阳医院

康 斌　北京大学深圳医院

刘吉斌　美国 Thomas Jefferson 大学医院超声研究所

王金锐　北京大学第三医院

王月香　解放军总医院

郑荣琴　中山大学附属第三医院

朱家安　上海交通大学第六人民医院